Hypnose médicale et difficultés scolaires

Nelly Suze

Hypnose médicale et difficultés scolaires

Éditions universitaires européennes

Impressum / Mentions légales

Bibliografische Information der Deutschen Nationalbibliothek: Die Deutsche Nationalbibliothek verzeichnet diese Publikation in der Deutschen Nationalbibliografie; detaillierte bibliografische Daten sind im Internet über http://dnb.d-nb.de abrufbar.

Alle in diesem Buch genannten Marken und Produktnamen unterliegen warenzeichen-, marken- oder patentrechtlichem Schutz bzw. sind Warenzeichen oder eingetragene Warenzeichen der jeweiligen Inhaber. Die Wiedergabe von Marken, Produktnamen, Gebrauchsnamen, Handelsnamen, Warenbezeichnungen u.s.w. in diesem Werk berechtigt auch ohne besondere Kennzeichnung nicht zu der Annahme, dass solche Namen im Sinne der Warenzeichen- und Markenschutzgesetzgebung als frei zu betrachten wären und daher von jedermann benutzt werden dürften.

Information bibliographique publiée par la Deutsche Nationalbibliothek: La Deutsche Nationalbibliothek inscrit cette publication à la Deutsche Nationalbibliografie; des données bibliographiques détaillées sont disponibles sur internet à l'adresse http://dnb.d-nb.de.

Toutes marques et noms de produits mentionnés dans ce livre demeurent sous la protection des marques, des marques déposées et des brevets, et sont des marques ou des marques déposées de leurs détenteurs respectifs. L'utilisation des marques, noms de produits, noms communs, noms commerciaux, descriptions de produits, etc, même sans qu'ils soient mentionnés de façon particulière dans ce livre ne signifie en aucune façon que ces noms peuvent être utilisés sans restriction à l'égard de la législation pour la protection des marques et des marques déposées et pourraient donc être utilisés par quiconque.

Coverbild / Photo de couverture: www.ingimage.com

Verlag / Editeur:
Éditions universitaires européennes
ist ein Imprint der / est une marque déposée de
OmniScriptum GmbH & Co. KG
Heinrich-Böcking-Str. 6-8, 66121 Saarbrücken, Deutschland / Allemagne
Email: info@editions-ue.com

Herstellung: siehe letzte Seite /
Impression: voir la dernière page
ISBN: 978-3-8417-4562-0

Table des matières

Introduction

Pédiatre au Centre Médico Psycho Pédagogique (CMPP) de Ste Suzanne où sont accueillis des enfants de 3 à 18 ans, adressés par différents partenaires en raison de difficultés au niveau des apprentissages scolaires, j'assure également la direction de cet établissement à orientation neuropsychologique, ouvert depuis 2006, et où intervient une équipe pluridisciplinaire (pédiatre, neuropsychologues, psychologues cliniciennes, ergothérapeutes, orthophonistes, psychomotriciennes, éducateur spécialisé, assistante sociale).

Le CMPP de Ste Suzanne a pour missions d'identifier, à l'aide d'évaluations s'appuyant sur des tests standardisés, la ou les difficultés à l'origine des troubles des apprentissages, d'établir ainsi un diagnostic et de proposer un accompagnement adapté aux besoins du jeune, en collaboration avec les différents partenaires.

Depuis l'ouverture, l'établissement est confronté à une liste d'attente importante (autour de 250 enfants), les moyens alloués étant insuffisants par rapport aux besoins de la population d'enfants en difficultés scolaires (autour de 25 à 30 % des enfants d'une même classe d'âge à la Réunion).

Nous avons pu noter, au sein de la population accueillie, que les troubles d'apprentissage sont très rarement isolés mais fréquemment associés à d'autres troubles : anxiété, mauvaise estime de soi, manque de confiance en soi, difficultés attentionnelles, troubles du comportement et des interactions avec l'entourage familial, scolaire, les pairs.

Ces différents troubles aggravent les difficultés d'apprentissage, retardent le rythme d'acquisition des moyens de compensation apportés par les professionnels du CMPP, prolongent la durée d'accompagnement ce qui majore la problématique de la liste d'attente.

L'indication d'un suivi psychothérapeutique a souvent été posée dans de telles situations mais cet accompagnement n'a pas toujours pu être déployé pour différentes raisons :

- Les ressources de l'établissement en psychologues cliniciennes (1 équivalent temps plein) sont insuffisantes par rapport aux besoins des enfants qui attendent de nombreux mois avant que ne puisse débuter le suivi psychologique
- Les parents et/ou l'enfant refusent le suivi psychothérapeutique : malgré nos explications, certains parents et enfants pensent que ce suivi est réservé « aux fous », que leur « enfant n'est pas fou »).
- L'enfant, en raison de la multiplicité de ses troubles, bénéficie de différents types d'accompagnement avec un planning déjà bien dense et il n'est pas toujours évident, de surcharger son planning hebdomadaire par l'adjonction du suivi psychothérapeutique (dont la durée est souvent longue et indéterminée), d'envisager sinon la suppression d'autres accompagnements également nécessaires, durant le temps de la psychothérapie.

Par ailleurs, nous sommes également régulièrement confrontés aux difficultés d'implication de l'enfant dans l'accompagnement qui lui est proposé, à être un acteur de sa prise en charge plutôt que d'adopter une position passive, se présenter comme « quelque chose à réparer ».

En tant que médecin, mais aussi en tant que gestionnaire de l'établissement, je suis à la recherche de solutions pour permettre une évolution la plus rapidement favorable possible pour les enfants suivis et permettre ainsi d'accueillir davantage d'enfants et réduire la liste d'attente.

Ma découverte de l'utilisation de l'hypnose médicale chez l'enfant est très récente, s'est faite fin 2012, à l'occasion d'un séjour à La Réunion d'une amie Pédiatre, praticien hospitalier, spécialisée en oncologie pédiatrique, qui s'est formée à cet outil thérapeutique et m'a fait part des nombreux bénéfices qu'elle a observés en utilisant l'hypnose auprès de la population d'enfants qu'elle a, en suivi.

Intriguée que cette amie, très scientifique, utilise dans ses projets de soins l'hypnose dont j'avais une vision plutôt ésotérique, j'ai fait l'acquisition de différents ouvrages afin de mieux comprendre ce que sont l'hypnose médicale, ses indications thérapeutiques, notamment chez l'enfant.

J'ai ainsi pu découvrir les nombreuses applications de l'hypnose médicale chez l'enfant, notamment dans les troubles anxieux, les troubles du comportement, d'apprentissage,….

Il m'est donc apparu que l'hypnose, en tant que thérapie brève, pouvait être une réponse possible aux différentes difficultés rencontrées avec la file active du CMPP de Sainte Suzanne et décrites ci-dessus.

J'ai souhaité me former à cette approche, et ai eu la chance que ma candidature ait été retenue pour le diplôme universitaire d'hypnose médicale et clinique qui débutait pour la première fois à l'île de la Réunion en janvier 2013.

L'objet de ce mémoire est de rapporter les premières utilisations de l'hypnose médicale auprès de la population d'enfants accueillie pour difficultés scolaires au CMPP de Ste Suzanne, au regard de la revue théorique des travaux de la littérature sur cette thématique.

2. Revue des travaux et problématique

2.1 Les difficultés scolaires de l'enfant

L'échec scolaire est un véritable problème de santé publique car il concerne 16 à 24% des élèves européens selon une étude de l'European Association for Special Education (16). Les difficultés d'apprentissage ne sont qu'un symptôme, différentes causes peuvent être retrouvées :

– une déficience avérée (intellectuelle, sensorielle, motrice, un trouble envahissant du développement) : 2 à 3 % de la population scolaire

– des causes psychologiques, pédagogiques, culturelles, sociales, économiques : 10 à 15 % de la population scolaire.

– des troubles spécifiques des apprentissages (également appelé troubles "DYS"), qui s'observent chez des enfants ayant une intelligence normale, mais présentant une atteinte cognitive spécifique pouvant concerner le langage (on parlera de dysphasie pour l'atteinte du langage oral, de dyslexie dysorthographie pour l'atteinte spécifique langage écrit), les praxies (dyspraxie), l'attention (trouble déficitaire de l'attention avec ou sans hyperactivité : TDA-H). Ces troubles concernent 4 à 6 % de la population scolaire et sont d'origine neuro-développementale (55).

Par définition, les troubles spécifiques des apprentissages excluent une cause culturelle, sociale, économique, pédagogique ou psychologique mais cela ne signifie pas pour autant que ces facteurs ne jouent pas un rôle (Rapport INSERM) (26). Francine Lussier indique également que *"la problématique neurologique ou neurodéveloppementale peut être exacerbée par des difficultés liées au milieu familial et scolaire"* (38).

Devant tout enfant en difficultés scolaires, il est indispensable d'établir un diagnostic précis qui permettra de proposer un accompagnement spécifique selon les besoins de l'enfant.

Dans le cas des troubles spécifiques des apprentissages, ce bilan comportera une évaluation des compétences intellectuelles à l'aide d'une échelle d'intelligence (WPPSI-3; WISC-4; K-ABC...), associée à un bilan orthophonique, en psychomotricité, en ergothérapie, ou en neuropsychologie selon les troubles repérés. Ces explorations vont permettre de dégager les domaines de compétence et les domaines déficitaires chez l'enfant, *"le style cognitif privilégié de l'enfant afin qu'on puisse suggérer des stratégies de compensation"* (40).

En l'absence de diagnostic et d'accompagnement adapté, les enfants atteints de troubles des apprentissages scolaires risquent d'évoluer vers l'échec scolaire, de développer des troubles de la personnalité, un sentiment d'infériorité, une anxiété, un complexe d'échec. Ces différents troubles vont aggraver les difficultés d'apprentissage et induire un cercle vicieux résumé ci-dessous par un schéma emprunté à Laurence Vaivre-Douret (55).

Le cercle vicieux des troubles d'apprentissage

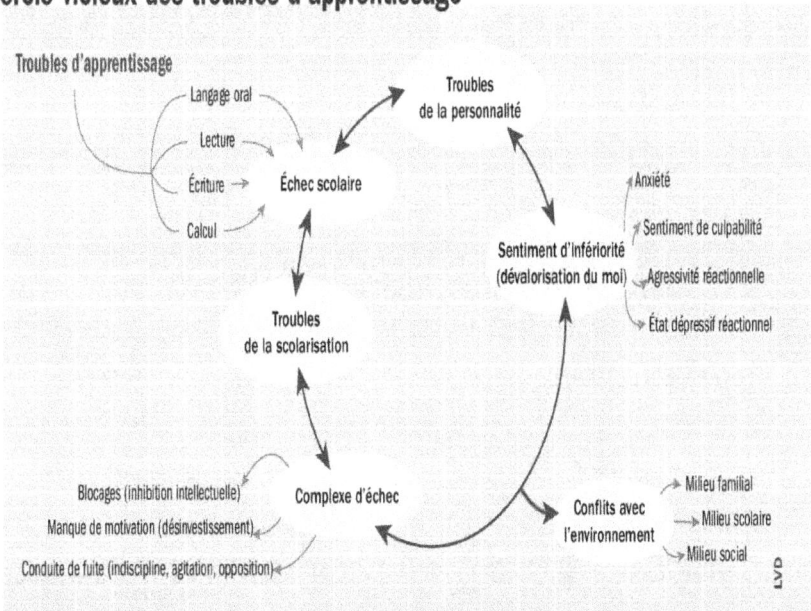

R. Guilloux (23) utilise le terme "effet domino DYS" pour expliciter l'enchaînement résultant du trouble spécifique des apprentissages d'origine développementale, lorsque celui-ci n'a pas été repéré et diagnostiqué, et que l'enfant ne bénéficie pas de soins adaptés ni d'aménagements pédagogiques au niveau scolaire.

Le schéma des dominos ci-dessous montre cette cascade d'événements aboutissant à un retentissement chez l'enfant dans plusieurs domaines (apprentissages, psychoaffectif, scolaire, familial, social) du trouble cognitif spécifique.

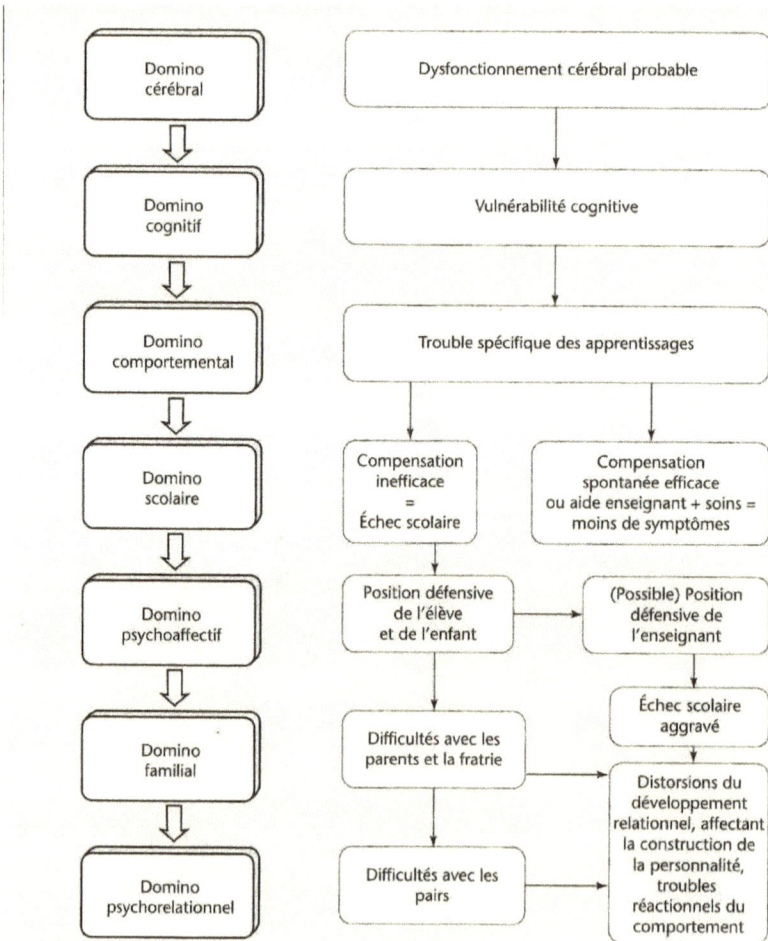

Ainsi, les enfants ayant des troubles des apprentissages scolaires ont souvent un long passé d'échecs et peu d'espoir de réussite, ce qui induit fréquemment chez eux un comportement passif face aux apprentissages qu'ils abordent avec anxiété, réticence, un sentiment d'impuissance. Ce manque de confiance en soi et cette mauvaise estime d'eux même, cette angoisse face aux apprentissages aggravent leurs troubles d'apprentissages.

2.2 Généralités sur l'hypnose

2.2.1 Qu'est-ce que l'hypnose ?

L'hypnose est un état naturel qu'il nous arrive fréquemment à tous d'expérimenter dans de multiples situations de la vie courante, à différents moments de la journée. C'est cet état particulier de la conscience qui survient spontanément lors de la lecture d'un livre, en regardant un bon film à la télévision ou défiler le paysage dans un train…Nous savons que notre corps est là, dans la situation donnée, et notre esprit est ailleurs. C'est un état dissociatif entre le corps et l'esprit (6, 7, 12, 54, 58).

L'hypnose est un état modifié de la conscience, différent de la veille et du sommeil, pour lequel le psychologue François Roustang propose la définition suivante : (6, 7)

« Un état de veille intense, à l'instar du sommeil profond à partir duquel nous rêvons. De même que ce sommeil profond conditionne l'éclosion du pouvoir de rêver, de même cette veille intense nous fait accéder au pouvoir de configurer le monde ».

Cet état particulier de la conscience peut être induit grâce à l'intervention d'une autre personne, à l'aide de techniques spécifiques.

Une définition de cette approche est proposée par l'American Psychological Association (APA) : (définition élaborée par l'Exécutive Committee de l'APA, *Division of psychological Hypnosis).* (22)

«…. Lorsque l'hypnose est utilisée, une personne (le sujet) est guidée par une autre personne (l'hypnopraticien) à l'aide de suggestions afin de modifier son expérience subjective, altérer ses perceptions, sensations, émotions, pensées et comportement. Les individus peuvent également apprendre l'autohypnose, qui consiste en le fait d'utiliser seul des protocoles d'hypnose. Lorsqu'une personne répond aux suggestions hypnotiques, on dit généralement qu'elle a été hypnotisée….. »

Jean Godin propose également la définition suivante de l'hypnose : *(6, 7)*

« Un mode de fonctionnement psychologique dans lequel un sujet, grâce à l'intervention d'une autre personne, parvient à faire abstraction de la réalité environnante, tout en restant en relation avec l'accompagnateur. »

La sensibilité individuelle à l'hypnose est variable : 10 % des personnes sont peu sensibles à l'hypnose, 80 % sont faciles à hypnotiser et 10 % très faciles à hypnotiser, dans la population générale. (54)

Une relation particulière s'établit entre l'hypnopraticien et le sujet. *« On ne parlera d'hypnose que lorsque le patient est en état hypnotique et dans une relation avec un praticien. Si le patient est « seulement» plongé en état de conscience modifié, on parlera de dissociation du champ de la conscience ou d'état hypnotique simple. Si le patient est simplement en relation avec le praticien sans être en état hypnotique, on parlera de communication de type hypnotique ou de relation thérapeutique simple. »* (6).

L'hypnose induit différents effets neurophysiologiques tels que l'abaissement du seuil de tolérance à la douleur, la distorsion du temps, l'hypermnésie, l'amnésie post-hypnotique, l'accroissement de la suggestibilité, la possibilité de réaliser des suggestions post hypnotiques, la catalepsie, les hallucinations positives ou négatives... (12)

L'objectif d'une séance d'hypnose est, à travers la relation avec un hypnopraticien, d'amener le changement chez le sujet (changer la perception d'une douleur par exemple, d'un vécu émotionnel etc.). Le thérapeute est un guide qui permet au patient de se réapproprier sa propre capacité à changer et évoluer, à mobiliser ses propres ressources (9, 10).

L'hypnose est utilisée dans de nombreux domaines thérapeutiques: traitement de la douleur mais également dans les domaines psychothérapeutiques et médicaux, dans différentes pathologies psychosomatiques (cystalgies à urines claires, colopathies fonctionnelles, ulcère dit de stress, asthme, manifestation allergique, eczéma, psoriasis, obésité, hypertension artérielle labile....).

L'hypnose n'intervient que comme un traitement d'appoint venant renforcer l'efficacité du traitement classique. L'association de l'hypnose à ce traitement classique permet la diminution des doses de médicaments, la prise en charge de la pathologie par le patient lui-même, la moindre fréquence des rechutes et l'allongement du temps entre les crises, lorsque la pathologie évolue par crises (4, 12).

On distingue ainsi différentes dénominations en fonction de l'objectif visé par l'utilisation de l'hypnose (6, 10):

-   Hypnothérapie : pratique de l'hypnose dans un but et un cadre psychothérapeutique.
-   Hypnoanalgésie : pratique de l'hypnose pour modifier et soulager une douleur.
-   Hypnosédation : usage de l'hypnose en anesthésie, en remplacement total des produits couramment utilisés, soit, le plus souvent, en complément des produits anesthésiants qui sont employés à moindre dose.
-   Autohypnose : apprentissage de l'hypnose dans un premier temps avec un hypnopraticien afin d'utiliser de façon autonome cette pratique.
-   Hypnose conversationnelle: technique communicationnelle qui permet tout en conversant, d'apporter du mieux-être et du confort.

2.2.2 Déroulement des séances d'hypnose

Une séance d'hypnose formelle est un processus qui se déroule en plusieurs étapes durant lesquelles va s'organiser une certaine centration de l'attention du patient afin qu'il puisse, dans un second temps, élargir son champ de conscience et explorer d'autres manières de faire et percevoir de nouvelles capacités, faire un pas de côté. Les différentes étapes sont les suivantes:

- l'induction: il est demandé au patient de fixer son attention sur une perception ou plusieurs, successivement (visuelles, auditives, kinesthésiques, olfactives, gustatives), une douleur, un souvenir, une image, un mouvement, un son etc., selon le problème à traiter. Il existe différentes techniques d'induction (saupoudrage, confusion, etc.).

Cette focalisation de l'attention, qui marque le début du processus hypnotique, permet au patient de faire abstraction de nombreux éléments extérieurs ou intérieurs. Cet état de centration sur l'individu, son corps et ses sensations permet le passage vers l'étape suivante, la dissociation.

- la dissociation psychique est l'état hypnotique à proprement parler ou le sujet est à la fois ici et ailleurs dans son monde intérieur, extrêmement attentif à ce qui lui est proposé par le thérapeute. Il entre alors, accompagné par le thérapeute, dans un autre type de perception élargie (appelée "perceptude" par F.Roustang). C'est la phase thérapeutique à proprement parler.

- la phase thérapeutique, le patient, guidé par le thérapeute à l'aide de divers exercices (suggestions, métaphores, etc.) est amené à observer son problème sous un autre angle, à puiser dans ses ressources, à imaginer d'autres types de fonctionnements qui lui permettront de contourner, résoudre ses difficultés.

La séance se termine par le retour à la sensorialité habituelle (= sortie de transe) avec les réaménagements apportés par la séance d'hypnose (5, 6, 7, 9, 10).

J.M. Benhaiem (5) propose le diagramme suivant pour résumer les différentes étapes d'une séance d'hypnose :

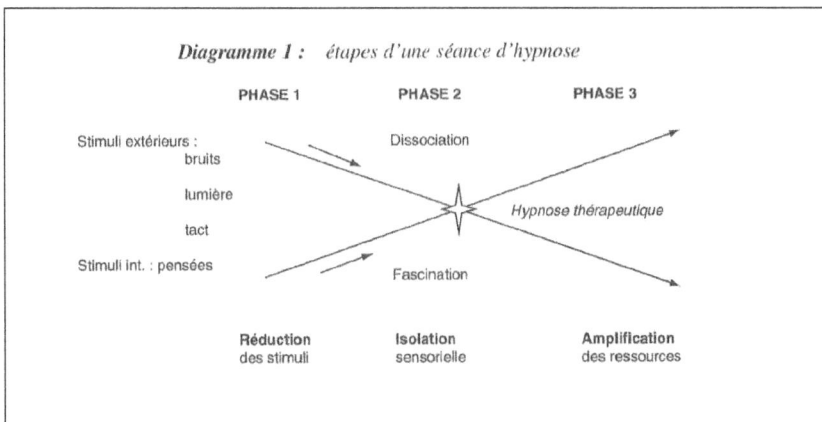

Diagramme 1 : étapes d'une séance d'hypnose

2.2.3 Physiologie, neurophénoménologie de l'hypnose

L'avènement de l'électroencéphalogramme (EEG) a permis, dès les années 30, plusieurs études de l'activité cérébrale en état d'hypnose. Les différents travaux menés ont montré que l'état hypnotique correspondait bien à un état de veille. L'activité cérébrale durant l'hypnose se distingue de l'activité du cerveau durant la rêverie et de celle enregistrée durant la méditation. L'EEG chez des sujets hypnotisés n'est pas très différent de ceux en état de veille : tout au plus note-t-on parfois une prépondérance d'ondes alpha, comme dans l'état de pré-sommeil, et peut-être une corrélation entre la survenue d'ondes frontales thêta et une plus grande capacité à l'hypnose. Les études électroencéphalographiques semblent plutôt indiquer que l'hypnose est un état de pré-sommeil (24, 54, 56).

Depuis les années 90, grâce à la neuro-imagerie fonctionnelle (tomographie par émission de positons (PET scan) et imagerie par résonance magnétique fonctionnelle (IRMf), plusieurs séries d'études ont été menées et ont permis, par la mesure des flux sanguins cérébraux, d'observer les modifications de l'activité cérébrale pendant l'hypnose et l'éveil normal (5, 57, 58).

P. Rainville (46) a fait la synthèse de ces différentes études « *qui démontrent que la procédure hypnotique produit des changements robustes dans l'activité du cerveau qui correspondent, au moins en partie, à des changement spécifiques dans l'expérience subjective de relaxation et d'absorption mentales hypnotiques. De plus, ces études confirment que les suggestions hypnotiques modifient l'activité dans des zones du cerveau impliquées directement et spécifiquement dans le traitement des informations sensorielles et émotionnelles qui sont la cible des suggestions* ».

Il existe donc différentes modalités d'activation du cortex durant l'hypnose. Cependant, certaines zones, plus particulièrement impliquées dans la production d'images mentales, sont activées de façon privilégiée :
- le cortex cingulaire antérieur qui joue un rôle dans les processus attentionnels et le contrôle cognitif ;
- le precuneus (une partie du lobe pariétal) ;

14

- le cortex occipital ;

- le cortex temporal et les aires dites extra striées du cortex visuel.

Ainsi, on connaît actuellement les zones activées durant le processus hypnotique mais le mécanisme neurobiologique responsable de l'hypnose reste encore inconnu (50).

2.3 L'hypnose chez l'enfant

2.3.1 Historique de l'utilisation de l'hypnose chez l'enfant

On retrouve, dans l'Ancien comme le Nouveau Testament, l'utilisation chez des enfants malades, de méthodes de soins basés sur la suggestion et la croyance évoquant des techniques de type hypnotique (Le livre des rois XVII: 17-24; Marc IX: 17-27).

Dans l'histoire moderne de l'hypnose qui commence au XIXe siècle avec Mesmer, les débuts d'utilisation de l'hypnose chez l'enfant furent tout d'abord anecdotiques:

- Mesmer (1734 – 1815) décrit le traitement d'une enfant atteinte d'une tumeur de la cornée la rendant aveugle d'un œil.

- Puysegur (1751-1825) décrit l'utilisation de l'hypnose chez un jeune ayant des colères clastiques dans les années 1811 – 1812.

- Elliotson (1791-1868), médecin anglais disciple de Mesmer, rapporte le succès du traitement Mesmerique dans 6 cas de chorée chez des enfants âgés de 7 à 17 ans.

- Braid (1795 – 1860), chirurgien britannique, a écrit dans un article avoir induit une transe légère accompagnée de catalepsie du bras chez 32 enfants en même temps en les faisant se lever et s'asseoir pendant une durée de 10 à 12 minutes.

- Liebault (1823 – 1904) et Berheim (1840 – 1919) découvrirent, dans les travaux qu'ils ont menés sur l'hypnotisabilité, que la plupart des enfants étaient facilement et rapidement hypnotisés, à partir du moment où ils étaient capables de faire attention aux instructions et de les comprendre. Le pourcentage de réponse le plus élevé est obtenu chez les 7 – 14 ans.

Différentes publications sont parues dans la deuxième partie du XIXe siècle sur l'utilisation de l'hypnose chez l'enfant, tels:
- un article de Liebault paru en 1888 par la *Revue de l'hypnotisme*, "Emploi de la suggestion hypnotique pour l'éducation des enfants et des adolescents"
- le livre "*Hypnose : historique, théorie et pratique*" publié en 1903 par Bramnell (1852 – 1925), psychothérapeute anglais, ou il rapporte l'utilisation avec succès, de l'hypnose dans la population pédiatrique dans de nombreux troubles (troubles du comportement, chorée, eczéma, énurésie, migraines, terreurs nocturnes, bégaiement,..)

Vers 1900, l'intérêt porté à l'hypnose infantile faiblit tant en Amérique qu'en Europe.

C'est à partir des années 50 aux États-Unis et 70 en France que l'hypnose pédiatrique connût un regain d'intérêt et, est depuis, utilisée de plus en plus dans de nombreuses pathologies somatiques et psychologiques de l'enfant. (24, 45).

2.3.2 Particularités de l'hypnose chez l'enfant

2.3.2.1 Hypnotisabilité de l'enfant, échelles de susceptibilité hypnotique chez l'enfant

L'hypnose est une capacité naturelle très présente chez les enfants qui, lorsqu'ils sont plongés dans un jeu ou sont captivés par un dessin animé ou un conte, deviennent comme sourds et aveugles à tout ce qui se passe autour d'eux, sont complètement absorbés par le jeu, l'histoire, et sont donc en état dissociatif. L'enfant vit dans un monde où la frontière entre le rêve et la réalité n'est pas aussi nette que chez l'adulte. Il a de plus grandes capacités à se détacher du réel, à accepter les suggestions sans être limité par son esprit critique encore en voie de formation (10, 24).

Depuis le XIXe siècle (Liebault dans les années 1880), différents travaux sur l'hypnotisabilité chez l'enfant ont été réalisés. Les résultats de ces premières études comme de celles plus récentes sont identiques et ont conclu que l'hypnotisabilité est assez limitée chez le petit enfant, augmente progressivement de 3 à 5 ans pour atteindre un pic entre 7-14 ans puis décroit quelque peu à l'adolescence pour se

16

stabiliser au début de l'âge adulte et tout au long de celui-ci, puis décroît à nouveau chez les personnes âgées (24, 45).

L'étude effectuée en 1973 par Morgan et Hilgard (42) en utilisant l'échelle de susceptibilité hypnotique de Standford formulaire A (Standford Hypnotic Susceptibility Scale: SHSS "A") chez des sujets adultes et enfants a retrouvé les mêmes données. La figure ci-dessous montre les scores recueillis.

Figure 1 - COMPARAISON DE LA SUSCEPTIBILITE HYPNOTIQUE
A DIFFERENTS AGES DE LA VIE
(Echelle SHSS"A")

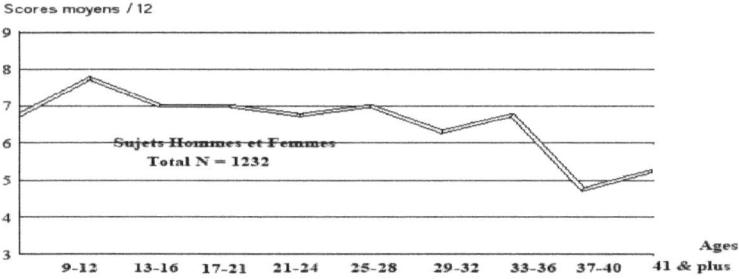

Moyennes de Scores individuels (Morgan et Hilgard 1973)

Morgan et Hilgard ont mis au point en 1979 (43), une **échelle de susceptibilité hypnotique spécifique pour les enfants**, utilisable dans un cadre thérapeutique (la passation dure 20 minutes): la Standford Hypnotic Clinical Scale for Children ou SHCS – C) qui comporte une forme standard adressée aux enfants de 6 à 16 ans et une forme modifiée pour les enfants de 4 – 6 ans, jusqu'à 8 ans pour les enfants très anxieux. Cette échelle est présentée en annexe I (24, 45).

<table>
<tr><td>

La figure ci-contre montre les résultats d'une étude effectuée par Morgan et Hilgard (42) en mesurant les scores d'hypnotisabilité chez des enfants à l'aide de cette échelle SHCS – C avec 2 modalités d'induction hypnotique, par l'imagination ou la relaxation. (Voir Annexe I)

</td><td>

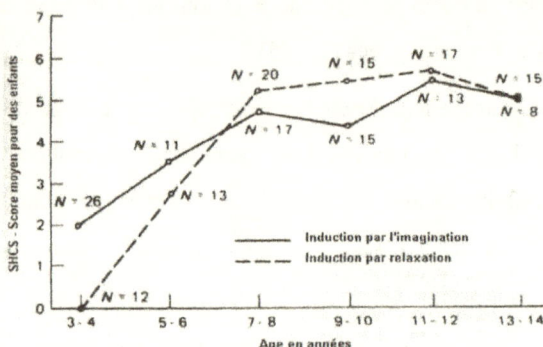

</td></tr>
</table>

Différents travaux sur les facteurs influençant l'hypnotisabilité ont été effectués par Morgan et Hilgard (étude de l'âge, sexe, réactivité hypnotique chez des paires de jumeaux, environnement) qui ont conclu que *"l'hypnotisabilité semble être le produit à la fois d'une prédisposition génétique et d'influences environnementales subséquentes autant que de leur interaction"* (41, 44).

2.3.2.2 Adaptation de l'induction à l'âge de l'enfant

En fonction de l'âge de l'enfant et donc des stades de son développement, les techniques d'induction hypnotique sont différentes. Afin de s'ajuster au mieux à l'enfant, le thérapeute doit également adapter son langage au niveau cognitif de l'enfant, tenir compte de ses goûts et de sa maturation psychologique (7, 10, 45).

Olness, Kohen (45) proposent différentes techniques d'induction par classe d'âge.

Tableau 1. Techniques d'induction adaptée à l'âge de l'enfant (d'après Olness et Kohen [45]).

Âge préverbal de 0 à 2 ans	- une stimulation tactile, des caresses, des câlins - une stimulation kinesthésique : bercer, faire bouger un bras en faisant des aller/retour - une stimulation auditive : la musique ou un bruit continu, tel qu'un sèche cheveux, un rasoir électrique ou un aspirateur, qui sont placés loin de l'enfant - une stimulation visuelle : des mobiles ou d'autres objets qui peuvent changer de taille, de position, de couleur - présentation à l'enfant d'une poupée ou d'une peluche

Âge verbal de 2 à 4 ans	- souffler des bulles - raconter une histoire - livres avec des personnages animés - visionneuse stéréoscopique - l'activité favorite, - parler à l'enfant à travers une poupée ou un petit animal en peluche - se regarder sur une vidéo, - utiliser une poupée toute molle, un ours en peluche
Âge pré-scolaire ou âge scolaire débutant (4 à 6 ans)	- souffler l'air (expirer enfants) - un endroit favori - des animaux multiples - un jardin avec des fleurs - raconter une histoire (seul ou dans un groupe) - le grand chêne - fixer une pièce de monnaie - regarder une lettre de l'alphabet - des livres avec des personnages animés - une histoire télévisée fantasmagorique - la vision stéréoscopique - la vidéo - des boules qui se balancent (balle rebondissante) - biofeedback thermique ou autre - les doigts qui s'abaissent - une activité dans une salle de jeu, sur un terrain
De 7 à 11 ans	- l'activité favorite - l'endroit favori - regarder les nuages - la couverture volante - des jeux vidéo vrais ou imaginaires - faire du vélo - souffler l'air à l'extérieur à fond de ses capacités - écouter de la musique - s'écouter sur un enregistrement audio - regarder les nuages - fixer une pièce de monnaie - rapprochement des mains (des doigts) - la rigidité du bras
Adolescence : 12 à 18 ans	- l'endroit favori ou activité favorite - activité sportive - catalepsie du bras - concentration sur la respiration - les jeux vidéo vrais ou imaginaires - la fixation des yeux sur une main - conduire une voiture - écouter ou entendre de la musique - lévitation de la main - le rapprochement des mains (des doigts) comme des aimants - des jeux fantasmagoriques (ex : donjons et dragons)

2.3.2.3 Le langage du thérapeute

Le langage du thérapeute doit être simple et adapté à l'enfant. Des mots comme "engourdissement" "paupières" par exemple sont à éviter chez les jeunes enfants car ils ne font pas partie de leur vocabulaire habituel.

Le langage hypnotique avec l'enfant doit être plus directif que celui utilisé avec l'adulte qui comporte souvent les notions de doute et des expressions conditionnelles, comme *"peut-être"* *"tu pourrais"*, moins efficace chez l'enfant. Une phrase comme *"tu noteras que l'endormissement commence quelque part dans ton bras"* sera préférée par l'enfant à la phrase *"peut-être que ton bras va commencer à s'endormir"*.

Il faut cependant veiller à ne pas utiliser des ordres directifs comme *"je veux que tu "* qui sont comme des injonctions parentales et peuvent stimuler l'opposition de l'enfant. La suggestion doit être exprimée plutôt comme un défi à relever (*"tu vas découvrir que... »*) que comme un ordre du thérapeute.

Tout ce qui intrigue l'enfant, le défie, l'amuse et lui donne du self contrôle, l'aide à focaliser son attention et à se laisser absorber par son imagination *"tu découvriras..."* *"Je parie que..."*, *" Tu seras surpris que..."* (10, 19).

2.3.2.4 Importance de l'autohypnose

Guidée par l'hypnopraticien, l'enfant peut, en moins de quatre séances le plus souvent (34), acquérir les techniques nécessaires pour se mettre en autohypnose. Cet apprentissage de l'autohypnose est essentiel car il permet à l'enfant d'être autonome, d'acquérir un sentiment de sécurité intérieure, d'explorer des ressources qui sont en lui, d'avoir les outils pour faire face aux stress, aux douleurs, phobies... (10, 32).

2.3.2.5 Place des parents

Les enfants sont amenés en consultation par les parents qui expriment des attentes qui ne sont pas toujours les mêmes que celles de l'enfant. Il est essentiel de permettre à l'enfant d'exprimer sa propre demande car ce qui pose problème pour les parents n'est pas forcément un problème pour l'enfant et vice versa.

Les parents, par les informations précieuses qu'ils apportent sur l'enfant, son environnement, ses activités favorites et ses centres d'intérêt, son comportement, vont permettre au thérapeute de bien connaître l'enfant, favoriser le lien thérapeutique.

Avant toute première séance d'hypnose, il est nécessaire d'interroger les parents et l'enfant sur leurs croyances par rapport à l'hypnose, leurs idées préconçues (peurs, inquiétudes) puis de leur expliciter ce qu'est l'hypnose, ce qui permettra de démystifier l'hypnose et de lever leurs craintes concernant une éventuelle manipulation de leur enfant.

Un programme d'éducation, d'observation et d'expérimentation de l'hypnose avait été mis en place par G.G. Gardner (22) afin d'aider les parents réticents à l'hypnose à devenir des alliés dans le traitement de leur enfant.

Gardner a constaté que la présence d'un tiers (parents, autres professionnels) augmente la probabilité d'une anxiété de performance qui risque de remettre en cause la réussite de la séance en détournant l'attention de l'enfant et en induisant des tensions.

D'autres équipes, comme celle de l'hôpital pédiatrique de Genève (49), font participer les parents à la première séance d'hypnose s'ils le souhaitent et si l'enfant a donné son accord.

Le plus souvent, au-delà de l'âge de 5 ans, l'expérience hypnotique est effectuée avec l'enfant en dehors de la présence des parents (7, 9, 10, 19, 24, 45).

2.3.3 Les indications et contre-indications de l'hypnose chez l'enfant
Les indications de l'hypnose chez l'enfant sont multiples :

- prise en charge de la douleur aiguë spontanée ou induite par les soins (chirurgie, examens médicaux agressifs, soins dentaires,…), des douleurs chroniques (migraines, céphalées, drépanocytose, douleurs abdominales, douleurs cancéreuses…)

L'hypnothérapie peut s'avérer être un complément utile dans de nombreuses situations chirurgicales et peut souvent être utilisée comme unique anesthésique pour des interventions chirurgicales mineures. Elle favorise la coopération des enfants lors des soins médicaux, la réduction des complications, une guérison plus rapide (45).

- pathologies organiques à modulation psychique (asthme, allergies, dermatoses, douleurs abdominales récurrentes,…)

- dans le cadre psychothérapeutique dans diverses indications : anxiété, phobies, stress, angoisse de séparation, crises de panique, dépression, troubles du sommeil, hyperactivité, énurésie, encoprésie, anorexie, boulimie, troubles des apprentissages, travail sur l'affirmation de soi, bruxisme, bégaiement, troubles obsessionnels compulsifs, tics, dépression, conversion hystérique,   ...

L'hypnose est en général utilisée en plus des entretiens psychothérapeutiques classiques et est une aide particulièrement précieuse dans des situations figées ou le symptôme persiste malgré de multiples suivis psychothérapeutiques déjà instaurés (1, 2, 7, 8, 9, 10, 11, 12, 19, 24, 31, 32, 33, 34, 35, 36, 39, 45, 50, 52).

Malgré la rareté des risques et des effets secondaires, son efficacité souvent rapide et le fait que l'hypnothérapie encourage des attitudes d'indépendance et de maîtrise dans la façon de faire face aux problèmes, celle-ci reste sous utilisée dans les soins pédiatriques et est bien souvent utilisée en dernier recours (45).

Les contre-indications « classiques » à l'utilisation de l'hypnose chez l'enfant sont rares :

– refus du jeune ou de sa famille.

– un état psychotique (sauf pour les médecins spécialistes dans le suivi des enfants psychotiques) (10).

L'hypnose est également contre-indiquée pour les praticiens qui l'utiliseraient hors de leur domaine de compétence.

Pour Olness et Kohen (45), l'hypnose doit également être absolument contre-indiquée dans les situations suivantes :

– la pratique de l'hypnose pourrait mettre le patient en danger physique.

– risque d'aggravation des problèmes émotionnels existants ou de création de nouveaux problèmes émotionnels avec l'hypnose.

– la demande est seulement pour s'amuser, expérimenter l'hypnose.

– le problème peut être traité plus efficacement par une méthode autre que l'hypnothérapie.

– le diagnostic est incorrect et le vrai problème devrait être traité d'une autre manière.

2.3.4 L'hypnose dans les troubles des apprentissages et du développement

2.3.4.1 Les capacités cognitives sous hypnose

Les capacités attentionnelles, fonctions exécutives

Différents travaux (37, 47, 48) ont montré que l'hypnose permet de réduire les réponses et processus cognitifs automatiques: les scores au test de Stroop[1] étaient meilleurs dans le groupe ayant eu une séance d'hypnose auparavant, comparé au groupe contrôle sans hypnose.

L'hypnose diminuerait le conflit cognitif entre des représentations rivales ce qui explique la diminution significative du temps de réponse lors du test de Stroop des sujets hypnotisés.

---

[1] *L'effet Stroop* désigne l'interférence produite par une information non pertinente lors de l'exécution d'une tâche cognitive. La difficulté à ignorer, ou « filtrer », l'information non pertinente se traduit par un ralentissement du temps de réaction.

Le test de Stroop évalue l'attention sélective, les capacités d'inhibition qui font partie des fonctions exécutives d'un individu.

La mémoire

Les performances de mémoire de travail (mémoire immédiate) sont chutées durant l'hypnose : les scores à la mémorisation d'un texte pendant les séances d'hypnose et en état d'éveil simple sont moins bons dans le groupe hypnose (28, 29).

Cette baisse de la mémoire de travail explique les phénomènes d'amnésie post hypnotique (54).

La mémoire autobiographique est, au contraire, renforcée par l'hypnose, les sujets revivant leurs souvenirs pendant la séance (54).

La perception du temps est altérée durant l'hypnose. Les sujets hypnotisés ont souvent l'impression que le temps s'écoule plus lentement (54).

Concernant les capacités motrices, on retient une étude de 2010 de Suarez sur les effets de l'hypnose sur la motricité, concluant que les phases préliminaires du mouvement sont modifiées par l'hypnose mais pas la phase d'exécution (53).

2.3.4.2 Hypnose et retard mental

De leur expérience clinique, Olness et Kohen (45) ont relevé que les enfants ayant une déficience intellectuelle ont une capacité très limitée à répondre à une induction hypnotique.

Des résultats similaires ont été mis en évidence dans une étude de Gay (2008) (citée dans 10) effectuée sur des enfants porteurs de trisomie 21 comparés à un groupe contrôle. Il a été retrouvé que seule la moitié des enfants porteurs de trisomie 21 répondait aux suggestions hypnotiques avec des scores de suggestibilité plus faibles que dans le groupe contrôle. Plus les compétences cognitives étaient faibles, plus la réponse aux suggestions hypnotiques diminue.

Plusieurs travaux dans la littérature rapportent l'utilisation de l'hypnose chez des enfants ayant des compétences intellectuelles faibles :

- une étude de Shuck et Ludlow (51) sur des enfants de 10 à 16 ans ayant des compétences intellectuelles normales ou une déficience intellectuelle légère, classés par groupes en fonction de leur suggestibilité. Durant les séances d'hypnose, des suggestions positives, neutres ou négatives concernant leurs performances dans un exercice de lecture ont été effectuées. Les élèves avec déficience intellectuelle légère et hautement suggestibles étaient ceux qui amélioraient le plus leurs scores entre le premier et le deuxième exercice de lecture. Les scores moyens de chaque groupe montraient une amélioration des performances des sujets recevant des suggestions positives comparées à ceux qui ont eu des suggestions neutres ou négatives.

- Gardner (20) rapporte le cas d'une enfant de 8 ans qui avait une épilepsie psychogène avec un quotient intellectuel (Q.I.) à l'échelle de Standford-Binet à 72 (soit dans la zone limite de la déficience intellectuelle). Avant l'exacerbation de ses symptômes, 18 mois plus tôt, son Q.I. était à 93, soit dans la norme. Après l'instauration du suivi psychothérapeutique utilisant l'hypnose, la réévaluation des fonctions cognitives avec l'échelle de Binet a retrouvé un Q.I. à 103.

- Une étude de Woody et Billy (59) portant sur 28 garçons de 9 à 13 ans ayant une déficience intellectuelle (DI) avec des Q.I. allant de 50 à 75, comparés à 32 garçons sans déficience intellectuelle. Chacun des groupes a été divisé en un groupe expérimental et un groupe contrôle apparié en âge et en Q.I. Une échelle de vocabulaire en images de Peabody (EVIP) a été administrée à chaque groupe à deux semaines d'intervalle. Une séance de "suggestions cliniques" (évoquant une séance d'hypnose) a été effectuée juste avant le passage du deuxième EVIP avec des suggestions portant sur la détente physique, l'atténuation de l'angoisse liée aux performances, au test déjà passé, l'optimisation de la motivation et des attentes d'un bon résultat.

Aucun des enfants des groupes sans déficience intellectuelle (DI) n'eut de changement dans les scores à l'EVIP. Une augmentation moyenne de 4,8 points a été notée dans le groupe DI avec suggestions cliniques alors que dans le groupe contrôle DI sans suggestion clinique, l'augmentation a été de 3,2 points. La différence observée n'est pas plus élevée que l'erreur moyenne pouvant être mesurée lors d'un test.

- Olness et Kohen (45) concluent de leur expérience clinique que les suggestions hypnotiques n'augmentent pas le Q.I. des enfants souffrant de retard mental endogène.

2.3.4.3 Hypnose et troubles spécifiques des apprentissages

Troubles de l'attention

Les enfants ayant un trouble déficitaire de l'attention avec ou sans agitation (TDAH) ont fréquemment une faible estime de soi, une anxiété, voire une dépression et des attitudes négatives face aux apprentissages secondaires à leurs troubles comportementaux et leurs conséquences sur l'entourage.

Les troubles de l'apprentissage présents chez les enfants ayant un TDAH peuvent être primaires ou secondaires aux perturbations émotionnelles associées fréquemment au TDAH et citées ci-dessus.

Pour Olness et Kohen (45) mais également d'autres auteurs comme Crasilneck et Hall (13), l'hypnothérapie ne peut servir de traitement primaire pour les troubles de l'attention mais peut souvent aider l'enfant atteint de TDAH à "*abaisser son niveau d'anxiété, augmenter sa capacité à reconnaître sa labilité, développer des stratégies visant à contrôler ses décharges émotionnelles, gérer des problèmes liés, comme les troubles du sommeil et ou interactionnels et modifier ses attitudes envers l'apprentissage en général et l'école en particulier*".

Crasilneck et Hall (14) rapportent l'observation d'une enfant de 8 ans ayant un trouble de l'attention avec des troubles émotionnels secondaires pour qui une hypnothérapie visant l'amélioration des troubles secondaires a été instaurée pour diminuer l'anxiété et donner un sentiment de confiance en soi. Les suggestions hypnotiques ont porté sur le fait qu'une partie de son énergie qui lui posait problème, allait être dirigée vers un travail plus utile, qu'elle allait se découvrir capable d'avoir de meilleurs résultats à l'école, de se concentrer davantage, de bien s'entendre avec ses parents.

Après 9 semaines, une élévation de ses notes de 4/20 était notée ainsi qu'une durée d'attention-concentration meilleure et une amélioration au niveau de ses relations. Six mois plus tard, ses notes dépassaient la moyenne et son anxiété avait nettement diminué.

De son expérience clinique (et également de celles de nombreux thérapeutes), Isabelle Célestin – Lhopiteau (9, 10), a constaté que l'hypnose permettait une amélioration des capacités attentionnelles des enfants et elle est une technique intéressante à proposer dans les troubles de l'attention et/ou de la concentration. Lorsque ces enfant rêvent, sont dans la lune, ils sont spontanément en transe, en autohypnose. Comme l'indiquent Hervé Fischer et Farges-Queraux (18):

« *Notre rôle de thérapeute est donc d'apprendre à nos patients à passer de l'hypnose négative (tomber dans la lune, être distrait…) subie passivement à l'hypnose positive, c'est-à-dire utile pour eux dans la mesure ou ils en font une ressource en devenant capables d'entrer et d'en sortir volontairement et ou activement selon leurs besoins.*"

Troubles de l'écriture

Young, Montano et Goldberg (60) rapportent l'histoire d'un garçon de 10,5 ans qui présentait des troubles de l'écriture et de l'apprentissage dans un contexte d'anxiété, avec notamment tremblement d'un des bras provoqué par cette anxiété. Parallèlement à différentes recommandations éducatives, il a bénéficié d'un apprentissage de l'autohypnose afin de réduire les effets négatifs de son anxiété sur sa scolarité. À partir de la quatrième séance, le niveau d'anxiété avait considérablement diminué et des progrès spectaculaires au niveau de l'écriture ont été observés.

Difficultés d'apprentissage de la lecture

Plusieurs travaux dans la littérature rapportent l'utilisation de l'hypnose dans les troubles de la lecture:

- Illosky (25) a étudié l'effet de l'hypnothérapie de groupe sur des adolescents non lecteurs comparés à un groupe contrôle. Une amélioration des aptitudes en lecture d'une moyenne de 2 ans et 3 mois a été retrouvée après six mois dans le groupe hypnothérapie alors que le gain du groupe contrôle a été de 9 mois. L'auteur en a conclu que « *l'hypnose, grâce à son phénomène bien connu d'hypermnésie, peut maintenir et même améliorer les aptitudes à la lecture des sujets hypnotisés*".

Pour Olness et Kohen, cette conclusion n'est pas fondée car des facteurs non contrôlés étaient présents dans cette étude introduisant des biais méthodologiques ne permettant pas de retenir une telle conclusion.

- Jampolsky (30) expose l'utilisation de l'hypnose avec un groupe d'enfants de CE2 et CM1 ayant des difficultés en lecture, comparé à un groupe contrôle. En 1 mois, le groupe expérimental a gagné en moyenne 1,5 an au niveau de ses aptitudes en lecture alors que le gain dans le groupe contrôle est d'1 mois. Une nette amélioration de la confiance en soi a été retrouvée dans le groupe expérimental. Une nouvelle évaluation a été effectuée 1 an plus tard et a montré que les enfants du groupe hypnothérapie ont continué à avoir des résultats meilleurs, en comparaison au groupe contrôle.

Olness et Kohen (45) ont également retrouvé des biais méthodologiques comparables à l'étude d'Illosky ne permettant pas pour eux, d'attribuer uniquement à l'hypnose les résultats observés.

- Des résultats cliniques encourageants ont été retrouvés par Crasilneck et Hall (14) chez des enfants suivis pour dyslexie, pour qui l'utilisation de l'hypnothérapie a permis d'observer une amélioration moyenne à marquée chez environ 3/4 des enfants. Ils rapportent notamment l'observation d'une adolescente ayant une dyslexie sévère sans troubles émotionnels associés, précédemment étiquetée déficiente intellectuelle, qui "*après une hypnothérapie extensive sur plusieurs années, a eu son baccalauréat, a passé les examens écrits et pratiques du permis de conduire et fonctionne mieux au quotidien*".

2.3.4.4 Hypnose et réussite scolaire, peur des examens

Réussite scolaire

Différentes études ont mis en évidence une amélioration des résultats scolaires, de la réussite aux examens chez des élèves ou étudiants ayant bénéficié de séances d'hypnose.

Ces résultats sont à interpréter avec prudence car dans la plupart de ces travaux, les auteurs font part de possibles facteurs intercurrents, tel un effet Pygmalion, ne permettant pas d'attribuer uniquement à l'hypnose les résultats observés (15, 26).

D'autres auteurs n'ont pas vu d'amélioration des performances scolaires ou aux examens dans le groupe ou l'hypnose a été utilisé (17).

Peur des examens

Certains enfants ayant des compétences intellectuelles normales et des acquisitions scolaires satisfaisantes hors contexte d'évaluation, sont extrêmement angoissés au moment de passer des évaluations formelles et obtiennent des performances plus faibles que celles attendues.

Olness et Kohen (44) décrivent la méthode d'accompagnement en huit étapes utilisant l'hypnose, qu'ils ont mises au point pour de tels groupes d'enfants et ont constaté qu'il suffit en général de 2 à 5 séances d'hypnothérapie, pour maîtriser le problème lorsqu'il n'y a pas de troubles psychopathologiques associés chez le patient ou dans son environnement familial et scolaire.

On retient, des différents travaux de la littérature, l'intérêt de l'hypnothérapie lorsqu'elle porte sur la confiance et l'estime de soi, la gestion de l'anxiété, elle permet une amélioration de ces troubles secondaires et facilite ainsi les apprentissages.

Collot (12) résume les différentes données retrouvées dans la littérature : "*Il est également faux de prétendre que les apprentissages seraient nettement améliorés par l'hypnose. En revanche, l'apprentissage de l'hypnose permet de lever des inhibitions, renforce la motivation, augmente la capacité d'attention et dans le meilleur des cas, stimule la fonction mnésique".*

L'hypnose permet donc, en améliorant les troubles secondaires souvent surajoutés aux troubles des apprentissages, de faciliter les apprentissages et la réussite scolaire de l'enfant mais également ses relations sociales et intrafamiliales.

2.4 **Présentation de la Problématique**

Le CMPP de Sainte Suzanne accueille des enfants de 3 à 18 ans adressés dans 90% des cas par différents partenaires (Éducation Nationale, Pédiatres, Médecins généralistes, Orthophonistes, Psychologues libéraux, PMI: protection maternelle et infantile, CMP: Centres médico psychologiques, CAMSP: Centre d'Action Medico Sociale Précoce...) en raison de difficultés au niveau des apprentissages scolaires.

L'établissement a pour missions d'identifier, à l'aide d'évaluations s'appuyant sur des tests standardisés, le ou les troubles à l'origine des troubles d'apprentissages, d'établir ainsi un diagnostic et de proposer un accompagnement adapté aux besoins du jeune, en collaboration avec les différents partenaires.

Après la phase diagnostique, le suivi proposé au CMPP de Ste Suzanne s'adresse plus particulièrement aux jeunes ayant :

- des troubles spécifiques du langage et des apprentissages (troubles « DYS » : dysphasie, dyspraxies, dyslexie, dysgraphie, dyscalculie, trouble déficitaire de l'attention/hyperactivité,..)
- un trouble envahissant du développement sans déficience intellectuelle (syndrome d'Asperger)
- un haut potentiel cognitif avec troubles associés,

A titre d'exemple, en 2012, la file active (enfant ayant bénéficié d'au moins 1 consultation), a comporté 515 enfants, adressés pour les différents motifs indiqués ci-dessous:

Difficultés scolaires globales	172	Lecture, orthographe	41
Trouble du geste (écriture, graphisme, dyspraxie)	92	Précocité intellectuelle	9
Langage oral	57	Pathologie neurologique	9
Attention et agitation	115	Lenteur	7
Trouble Envahissant du Développement sans déficience intellectuelle			13

Sur les 515 enfants, 130 ont bénéficié au CMPP, de rééducations hebdomadaires associées si besoin à un suivi psychologique, socio-éducatif. Les autres enfants ont eu uniquement un diagnostic, ont été orientés vers d'autres partenaires, selon leurs besoins.

La durée moyenne de suivi est de 18 – 24 mois.

La répartition par âge de la file active en 2012 est indiquée dans l'histogramme ci dessous. Elle est conforme à celle observée chaque année depuis l'ouverture de l'établissement.

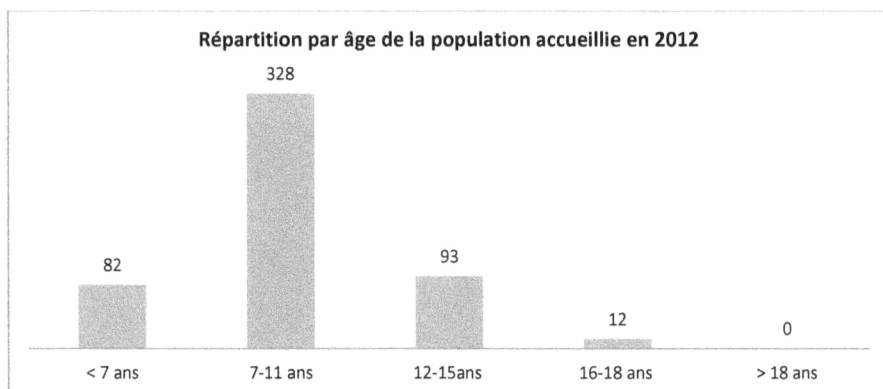

Répartition par âge de la population accueillie en 2012

< 7 ans	7-11 ans	12-15ans	16-18 ans	> 18 ans
82	328	93	12	0

L'établissement est positionné dans la filière d'accompagnement des enfants ayant des troubles des apprentissages comme un centre de deuxième recours. Cela signifie qu'une première ligne d'aide doit avoir été déployée en amont au niveau de l'école autour de l'enfant en difficultés scolaires, complétée si besoin par des soins (orthophonie, psychothérapie, etc.). C'est l'absence d'amélioration après cette première ligne d'accompagnement qui motive l'orientation au CMPP de Sainte Suzanne pour complément d'exploration.

Avant d'arriver au CMPP de Sainte Suzanne, l'enfant a déjà le plus souvent eu "un parcours du combattant" (terme souvent utilisé par les parents).

Une fois admis dans l'établissement, du fait de l'effectif insuffisant au niveau médical notamment, des délais nécessaires à la réalisation des bilans avant le début du suivi, "ce parcours du combattant" se prolonge avant que l'enfant puisse commencer à accéder aux moyens de compensation de son trouble par le biais des remédiations, rééducations, suivi psychothérapeutique et socio-éducatif selon ses besoins.

En 2012, entre le premier contact et le début de la prise en charge, le délai moyen était de 18 mois, l'attente la plus importante étant avant la consultation médicale (10 mois environ).

Chez la grande majorité des enfants accueillis, nous repérons lors de l'évaluation globale de l'enfant et de son environnement, effectuée pendant la phase de bilan, différents troubles associés aux difficultés d'apprentissages, conformes à ceux décrits dans les données de la littérature rapportées ci-dessus : anxiété, mauvaise estime de soi, manque de confiance en soi, troubles du comportement à type d'agressivité, agitation, opposition, manque de motivation et désinvestissement des apprentissages. Des perturbations au niveau des relations intra-familiales et avec les pairs ainsi qu'avec le milieu scolaire sont également souvent présents.

Ces différents troubles se surajoutent au dysfonctionnement cognitif initial et vont aggraver les difficultés d'apprentissages, rendre complexe le diagnostic (le diagnostic de trouble "DYS", par définition, est retenu après exclusion de troubles psychoaffectifs) et le projet de soins à instaurer pour l'enfant, ralentir le rythme d'acquisition des moyens de compensation des troubles cognitifs spécifiques à l'enfant.

La revue de la littérature concernant l'utilisation de l'hypnose chez l'enfant, particulièrement chez les enfants atteints de troubles des apprentissages, nous a permis de relever l'efficacité de l'hypnose médicale dans la gestion de l'anxiété et du stress, l'amélioration des capacités attentionnelles, de l'estime de soi et la confiance en soi, l'augmentation de la motivation face aux apprentissages

L'hypnose médicale apparaît être un outil thérapeutique pouvant répondre à différents besoins et difficultés relevés au sein de la population accueillie au CMPP de Sainte Suzanne et relatés ci-dessus.

De plus, l'âge moyen des enfants accueillis au CMPP de Ste Suzanne est de 9 ans (60% des enfants ont entre 7 et 11 ans), et se situe dans la période optimale d'hypnotisabilité.

On émet donc les hypothèses suivantes concernant l'utilisation de l'hypnose médicale au CMPP de Sainte Suzanne:

- permettre d'offrir une solution thérapeutique pour les jeunes présentant des troubles anxieux, de l'estime de soi, des troubles du comportement, en première intention, en complément ou en attendant le suivi psychothérapeutique, dans les cas de refus d'un accompagnement psychologique.

- permettre aux jeunes d'être des acteurs dans leur prise en charge, augmenter leur motivation et investissements face aux apprentissages et dans l'acquisition des stratégies de compensation.

- améliorer les capacités attentionnelles chez les enfants pour qui un déficit attentionnel a été relevé.

3 Méthodologie de la recherche

3.1 Description de la population

L'étude a porté sur l'utilisation de l'hypnose médicale auprès d'une population de 7 enfants et adolescents (6 garçons, 1 fille), âgés de 7 à 16 ans, présentant des troubles des apprentissages scolaires.

Les différentes caractéristiques de la population étudiée (âge, sexe, classe, antécédents médicaux) ainsi que les modalités du suivi au CMPP de Sainte Suzanne (motifs de l'orientation, diagnostic(s) retenu(s), accompagnement instauré) sont indiquées dans le tableau ci-dessous.

Tableau 1: Caractéristiques de la population étudiée

	Age, Sexe, Classe	Antécédents médicaux	Suivi au CMPP			
			Depuis :	Adressé pour :	Diagnostic(s) retenu(s) après bilans	Accompagnement en cours :
1	T. 10,8 ans Garçon CM2	Prématurité à 29 SA	Avril 2008	Difficultés scolaires, manque d'autonomie, de motivation face au travail scolaire	Dyspraxie, troubles psychoaffectifs	Aucun Antérieurement : Psychomotricité Ergothérapie Neurovisuel Orthophonie Psychothérapie
2	R. 9,5 ans Garçon CE2	Mucoviscidose	Fév. 2009	Difficultés apprentissages scolaires (écriture+++)	Dyspraxie Retard de langage oral et écrit	Ergothérapie Orthophonie
3	A. 11,8 ans Garçon 6ème	Aucun	Juin 2007	Difficultés en graphisme, écriture	Dyspraxie, Troubles psychoaffectifs	Aucun Antérieurement : Ergothérapie Psychomotricité Psychothérapie
4	Ar. 8 ans Fille CE1	Prématurité à 34 SA Epilepsie	Sept. 2011	Difficultés apprentissages scolaires (écriture+++)	Dyspraxie Dyslexie, Troubles psychoaffectifs	Psychomotricité Ergothérapie Orthophonie Antérieurement : Psychothérapie

5	An. 11 ans Garçon CM2	Epilepsie	Mars 2010	Difficultés apprentissages scolaires (écriture+++), lenteur	Dyspraxie, dyslexie - dysorthographie Troubles psychoaffectifs	Orthophonie Ergothérapie Antérieurement : Psychomotricité Psychothérapie
6	P.G. 16,2 ans Garçon 1ère	Aucun	Avril 2013	« Blocage » à l'oral, difficultés en écriture	Dysgraphie Troubles psychoaffectifs	Aucun Antérieurement : Orthophonie
7	P. 7,6 ans Garçon CE1	Aucun	Oct. 2011	Difficultés en écriture, troubles comportement (agitation, manque d'attention, opposant)	Dysgraphie, Haut potentiel cognitif, troubles psychoaffectifs	Psychomotricité Psychothérapie

3.2 <u>Cadre des rencontres</u>

Les patients ont été rencontrés entre mars et septembre 2013 dans le cadre de consultations médicales au CMPP de Sainte Suzanne. En dehors d'un cas vu pour la première fois, les jeunes bénéficiaient tous, ou ont bénéficié, d'accompagnement au CMPP de Sainte Suzanne (rééducations et/ou suivi psychothérapeutique).

La consultation médicale avait pour objectif d'évaluer leur évolution sous l'impact de la prise en charge instaurée. C'est au vu de différents éléments recueillis lors de l'entretien avec le jeune et sa famille que l'hypnose médicale nous a parue être un outil thérapeutique pouvant apporter un bénéfice face à la problématique exprimée et a été proposée aux jeunes et à leur famille.

3.3 Les patients et leurs demandes, leurs problèmes

Les différentes demandes et problèmes des patients étudiés sont indiqués dans le tableau ci-dessous.

	Nom, Age	Motifs suivis au CMPP	Demandes, problèmes motivant la proposition de séances d'hypnose médicale
1	T. 10,8 ans	Dyspraxie, Troubles psychoaffectifs	Anxiété+++, peurs multiples exacerbées par le projet de rentrée au collège
2	R. 9,5 ans	Dyspraxie Retard langage oral et écrit	Aucune demande du patient Fatigabilité+++
3	A. 11,8 ans	Dyspraxie, Troubles psychoaffectifs	Refus des soins et des accompagnements Difficultés d'acceptation du handicap
4	Ar. 8 ans	Dyspraxie Dyslexie, Troubles psychoaffectifs	Troubles attentionnels, manque de confiance en soi, besoin de réassurance
5	An. 11 ans	Dyspraxie, dyslexie - dysorthographie Troubles psychoaffectifs	Troubles du sommeil, ruminations anxieuses, lenteur idéo-motrice
6	P.G. 16,2 ans	Dysgraphie Troubles psychoaffectifs	"Blocage" et stress à l'oral
7	P. 7,6 ans	Dysgraphie, Haut potentiel cognitif, Troubles psychoaffectifs	Anxiété majeure, troubles du comportement et du sommeil secondaires à des bouleversements familiaux

Nous relevons, étonnamment, que les jeunes à qui l'on a proposé les premières utilisations de l'hypnose médicale au CMPP de Sainte Suzanne sont tous atteints d'un trouble du geste générant notamment une dysgraphie (alors que sur la période de recrutement qui s'est étalée de mars à mai 2013, environ une soixantaine d'enfants ont été vus en consultation médicale, avec différents troubles au niveau des apprentissages scolaires).

Les troubles associés de type anxiété, mauvaise estime de soi, manque de confiance en soi, troubles du comportement s'observent plus fréquemment dans cette population d'enfants atteints d'un trouble de l'organisation et de la coordination des gestes. En effet, outre les difficultés au niveau scolaire, ces enfants sont souvent confrontés à des difficultés également au niveau de tous les actes de la vie quotidienne (manger proprement, s'habiller, se laver, partager des jeux avec les autres, etc.). Le retentissement psychoaffectif, socio- familial de ce trouble (l'effet domino "DYS") est plus important que pour d'autres types de troubles cognitifs spécifiques comme la dyslexie – dysorthographie ou le jeune est confronté à des difficultés, lorsqu'il est dans la réalisation de tâches de lecture-orthographe.

4. Résultats et données cliniques:
Déroulé des entretiens, exposé des observations cliniques

On rappelle que les entretiens ont eu lieu entre mars et septembre 2013 auprès de 7 jeunes âgés de 7 à 16 ans. Sur la période, 17 séances d'hypnose ont été effectuées dont 14 entre mi-avril et mi juin 2013.

Le déroulement des entretiens avec les différents patients (classés par date de la première séance d'hypnose) sont relatés ci-dessous ainsi que les observations cliniques recueillies.

Cas clinique n°1

T., 10 ans et 8 mois, est un ancien prématuré extrait par césarienne à 29 semaines d'aménorrhée pour toxémie gravidique. Il avait été hospitalisé en réanimation en période néonatale en raison d'une maladie des membranes hyalines, persistance du canal artériel. Son évolution neurologique avait été satisfaisante.

Il a été adressé en avril 2008 au CMPP de Sainte Suzanne pour difficultés scolaires globales associées à un manque d'autonomie et de motivation face au travail scolaire. Les évaluations effectuées ont permis de retenir de bonnes compétences intellectuelles, une dyspraxie (trouble de l'organisation et de la coordination des gestes) associées à un manque de confiance en soi, une anxiété massive, de nombreuses peurs envahissantes. Une rééducation en psychomotricité puis en ergothérapie ont été instaurées ainsi qu'un suivi psychothérapeutique. Des aménagements pédagogiques associés à un accompagnement par une auxiliaire de vie scolaire (AVS) 12 heures par semaine ont été mis en place à l'école.

L'évolution de T. a été favorable, ce qui a permis l'arrêt du suivi psychothérapeutique en 2010 puis de la rééducation en ergothérapie en 2012. Lors de la consultation précédente de fin de prise en charge, la maman signalait à nouveau la récidive d'une anxiété et de nombreuses phobies envahissantes en lien avec l'entrée au collège à la prochaine rentrée scolaire, malgré sa très bonne réussite scolaire (moyenne générale à 17). N'ayant plus de besoin rééducatif mais uniquement psychothérapeutique, T. a été orienté au Centre Médico Psychologique pour Enfants et Adolescents (CMPEA).

Lorsque nous le revoyons en consultation pour suivi évolutif, T. a bien été vu au CMPEA qui n'a pas jugé nécessaire de proposer un suivi. La maman précise que T. est très émotif à l'école, pleure lorsqu'il a des évaluations, lorsqu'il faut changer d'activité et que son AVS n'est pas présente. À la maison, des pleurs fréquents sont également rapportés notamment à la moindre remontrance des parents, lorsqu'il se chamaille avec ses sœurs. Il demande à être accompagné pour aller aux toilettes, dans la salle de bains en raison de peurs. Des troubles du sommeil sont présents (difficultés d'endormissement, réveil matinal précoce).

Nous n'avons pas de disponibilité à court terme au niveau des psychologues cliniciennes au CMPP de Sainte Suzanne pour proposer la reprise d'un suivi psychothérapeutique.

C'est dans ce contexte d' "impasse thérapeutique" pour l'instauration rapide d'un suivi psychologique que l'hypnose a été proposée à T. afin de lui permettre de mieux gérer ses émotions, son anxiété massive qui retentit sur son autonomie à la maison et à l'école.

Lors de la 1ère consultation, des explications ont été données à T. et sa maman sur ce que sont l'hypnose médicale, ses indications, les bénéfices que pourrait apporter cet outil thérapeutique à T.

Il s'agissait de la première fois que nous proposions cette approche à un jeune et à sa famille dans le cadre du CMPP de Sainte Suzanne et nous avions quelques appréhensions sur leur acceptation qui s'est effectuée sans aucune difficulté. La maman a indiqué qu'elle avait déjà entendu parler de l'hypnose médicale, qu'elle y était tout à fait favorable et à la recherche d'une telle pratique pour elle-même.

Les attentes de la maman et de T. ont été recueillies : la maman souhaite qu'on aide T. par rapport à ses angoisses liées à son entrée en sixième, qu'il puisse prendre le bus scolaire pour aller au collège, ce qui est difficile actuellement en raison de ses difficultés d'orientation spatiale liées à sa dyspraxie et de ses peurs. Lorsqu'on demande à T. qui est un jeune plutôt inhibé, quelles sont ses attentes à lui, T. valide simplement les attentes exprimées par la maman.

Nous proposons d'intégrer T. au groupe "orientation" animé par l'ergothérapeute et l'éducateur spécialisé, destiné aux jeunes ayant les mêmes difficultés que T. concernant le repérage et l'orientation dans l'espace. L'objectif étant de leur permettre, en situation écologique, d'acquérir des stratégies de compensation, de repérage dans l'espace qui leur permettront de bien s'orienter dans le collège en vue des différents changements de classe notamment. Parallèlement, nous proposons donc de revoir T. en hypnose médicale.

Déroulement de la séance effectuée

T. est reçu seul. Dans un premier temps, nous utilisons le questionnaire d'imagerie/d'inconfort du service de pédiatrie générale du Rainbow Babies and Children's Hospital (voir annexe) afin de mieux cerner ce que T. aime, ses ressentis,...etc. Ce questionnaire comporte différentes questions avec à chaque fois plusieurs propositions. T. n'a pas su répondre à certaines questions. Nous rapportons ci dessous les items ou nous avons pu obtenir des réponses aux questions posées:

– Qu'est-ce qui ce qui te fait rire le plus? *les bandes dessinées/dessins animés.*

– Quelle activité préfères-tu ? Entoures la plus sympa (= *le football*) et coches en 4 autres en plus (*l'ordinateur, les échecs et les dames, lire, jouer avec des amis*).

– Qu'est-ce que tu fais de mieux ? *Le sport (football)*

– Choisis et décris ce qui te perturbe le plus en ce moment. Réponse: *anxiété.*

– Est-ce que tu subis d'autres perturbations en même temps ? Réponse : *peurs, perte d'appétit*

– Dis-moi ce que tu fais ou comment tu te comportes quand tu es…

. Apeuré/ angoissé: "*Je me dis, faut que je crois en moi*"

. Heureux/joyeux : " *Je souris, je me sens bien*"

. Frustré : "*Je vais dans ma chambre*"

- Je ressens mon problème comme... Réponses : *douloureux, incontrôlable, désespérant*

– La couleur de mon mal-être est habituellement… Réponse : *noir*

– La forme de mon mal-être est généralement… Réponse : *en carré*

– Je me sens mal… Réponse: *de temps en temps*

– Quelle est ta couleur favorite ? Réponse *: vert*

- Quel genre de musique préfères-tu ? Réponse *: rap*

– Tu peux faire semblant de voir des choses ? Réponse *: non*

– Tu peux imaginer une odeur ? Réponse *: oui*

- Tu peux imaginer la sensation de caresser un chat ou un chien ? Réponse: *oui*

Nous proposons ensuite à T. de quitter le bureau et de choisir, parmi les différents endroits disponibles dans la salle de consultation (outre le bureau qui comporte un coin convivialité, il y a un coin canapé avec des jeux pour les enfants et une table de réunion avec des chaises), celui qu'il souhaite pour se sentir à l'aise et confortable. T. choisit de s'installer sur une des chaises de la table de réunion. Nous nous installons à côté de lui pour l'accompagnement hypnotique relaté ci-dessous :

"Installe-toi bien confortablement...sur cette chaise que tu as choisie pour te sentir confortable..., à ton aise.... Tu peux bouger sur la chaise pour changer ta position, jusqu'à ce que tu trouves celle qui te convient exactement pour te sentir bien... (Il réajuste sa position). Parfait... Maintenant, tu regardes bien tout ce qu'il y a autour de toi dans cette pièce...en même temps que tu perçois les bruits qui viennent de la rue dehors..., d'autres bruits qui viennent du jardin... ou des bureaux à côté... et plus près de toi, le bruit de ma voix...

En même temps que tu perçois tout ça... tu peux sentir les points d'appui de ton corps sur cette chaise que tu as choisie pour être confortable... Ton dos appuyé sur la chaise... ton bassin... tes cuisses... et sentir aussi tes pieds sur le sol...

Et pour être encore plus confortable... tu peux si tu le souhaites, fermer tes yeux... parce que lorsqu'on a les yeux fermés... c'est plus facile de se sentir reposé... détendu... confortable... (Il ferme les yeux). *C'est très bien.*

Je te propose maintenant d'imaginer que tu es sur un terrain de foot, avec ton club de foot... Un beau terrain de foot... avec une pelouse d'une belle couleur verte... cette couleur qui est souvent associée au bonheur... à la détente... au bien-être...

Tu as mis ta tenue de foot préférée... et tes plus belles chaussures de foot... Tu rentres sur le terrain avec ton équipe... et tu commences à jouer, de ta place de milieu de terrain gauche... Et tu fais de superbes passes... et on vient de te passer le ballon... et tu avances vers le but... tu arrives à éviter les joueurs de l'autre camp... et tu avances toujours vers le gardien... et tu marques un but... et tout le monde t'applaudit... te félicite... est fier de toi... Et toi tu te sens bien... heureux de d'avoir fait gagner ton équipe.

*Et maintenant, je vais te demander d'ouvrir les yeux et de tenir tes 2 mains comme cela (*on l'aide à placer ses mains écartées d'environ 20 cm, les paumes tournées vers le haut, les coudes écartés*). Très bien. Tu peux refermer les yeux... pour continuer à te sentir bien confortable...* (T. ferme les yeux). *Très bien.*

Tu imagines qu'une de tes 2 mains, tu choisis laquelle, porte toutes les choses qui te gênent dans ta vie, à l'école, à la maison.

Et cette main est de plus en plus lourde..., et va descendre... descendre doucement... une main de plus en plus lourde...qui descend... (la main descend vite et se pose sur les cuisses). *Très bien.*

L'autre main contient tous les trésors qu'il y a en toi... qui te permettent de bien réussir au foot... toutes ces grandes capacités que l'on a pu vérifier avec les différents bilans que tu as faits. Et comme tu en as beaucoup, cette main devient de plus en plus lourde... et descend elle aussi... (la main descend à nouveau rapidement et se pose sur les cuisses). *C'est très bien.*

Et maintenant, tous les trésors qu'il y a en toi... qui sont dans cette main... vont aller vers l'autre main... pour te permettre de trouver des solutions... à tout ce qui te gêne et te permettre de te sentir bien... partout.

Et je ne sais pas comment tu fais cela... Peut-être que ces trésors remontent le long de ton bras... passent par l'épaule... le cou... l'autre épaule... puis vont redescendre tout doucement vers l'autre bras... et arriver à la main qui contient tout ce qui n'est pas facile pour toi et ça va te permettre de trouver des solutions... (T. est un peu agité sur la chaise, comme s'il vivait dans son corps le trajet du passage des ressources vers l'autre main).
Peut-être que ces trésors passent directement de cette main à l'autre... par un système de Wifi.

Et tu te sens bien d'avoir pu, par toi-même, trouver des solutions à ce qui te gêne.

Et maintenant, je te propose de faire un jeu qui va te permettre de te sentir encore plus confortable... léger... bien... comme sur un nuage...

Pour cela, il faut que tu choisisses une main qui est celle qui va travailler maintenant (T. choisit la main gauche). *Très bien, c'est donc la main gauche qui a choisi de travailler.*

Tu vas imaginer que tu attaches un ballon... un gros ballon d'hélium comme ceux qu'on trouve dans les fêtes foraines. Tu choisis sa forme... sa couleur... Tu vas attacher à ce ballon une ficelle ou une corde de la couleur que tu veux... et tu vas attacher au petit doigt de la main gauche, ce ballon... dont tu as choisi la couleur... la forme...la ficelle... qui est peut-être la même couleur que le ballon... ou d'une autre couleur (T. fait, avec la main droite, le mouvement d'attacher le ballon au petit doigt de la main gauche puis, avec la main gauche, le même mouvement d'attache sur le petit doigt de la main droite! Ses mouvements sont plutôt rapides). *Et ce ballon...*

avec la ficelle attachée à ton petit doigt... tire tout doucement... ce petit doigt vers le haut... et ce petit doigt se soulève tout doucement... et au fur et à mesure que ton petit doigt se soulève... tu te sens léger... de plus en plus léger... et de plus en plus confortable".

Nous lui proposons ensuite d'attacher d'autres ballons, de même couleur ou de couleurs différentes, aux autres doigts de la main gauche. Là aussi, nous observons les mêmes mouvements d'attache des ballons des deux côtés de la main. Alors que c'est la main gauche qu'il avait désignée pour travailler, c'est la main droite qui se soulève rapidement avec, au final, le bras droit levé au-dessus de la tête!

"Et tu te sens léger... bien... détendu... comme sur un nuage... Et tu peux garder en toi le souvenir de cet état de détente... de bien-être... et y penser dans les moments où cela pourrait t'être utile".

Nous lui proposons ensuite de détacher un à un les ballons et que la main va descendre progressivement (son bras droit redescend vite).

"Très bien... et tu peux ouvrir les yeux... pour revoir ce qu'il y a autour de toi... bien réentendre les bruits... ceux du CMPP... et ceux, plus loin... venant de la rue et bouger... et retrouver progressivement tes sensations habituelles. Ça va ? Comment tu te sens ? "

T. répond qu'il se sent bien, plutôt lourd. Lorsqu'on lui demande qu'est-ce que c'était ces mouvements qu'il faisait avec ses mains, il a indiqué qu'il attachait les ballons des deux côtés. Il a apprécié l'expérience et est d'accord pour que l'on se revoie.

Peu après cette consultation, T. a débuté le groupe "orientation". Il a pu être intégré également à un groupe thérapeutique animé par les psychologues cliniciennes, portant sur "la confiance et l'estime de soi", qui s'est mis en place peu après la consultation. La psychologue clinicienne qui avait effectué l'évaluation psychologique conduisant à la proposition d'orientation au CMPEA, a noté une amélioration chez T. au début de l'intégration dans le groupe (effet de la séance d'hypnose effectuée ?).

Lorsque, nous proposons un peu après le début des groupes à la maman de revoir T., elle indique qu'elle trouve qu'il va mieux, qu'elle est favorable pour poursuivre les séances d'hypnose mais après l'arrêt des autres accompagnements.

Les différents questionnements que nous avons concernant cette séance d'hypnose avec T.:

– Nous avons été perturbés par les mouvements nombreux présentés par T. durant la séance. De plus, nous avions pour objectif d'induire une lévitation au niveau de la main gauche et c'est le bras droit qui se soulève complètement en l'air ! De même, c'est une suggestion de sensation de légèreté que l'on souhaitait instaurer et T., au réveil, exprime se sentir lourd!

– Les mouvements rapides de T. nous font nous interroger sur l'induction d'un état hypnotique chez T. Dans les exercices pratiques effectués entre étudiants pendant les cours du diplôme universitaire d'hypnose médicale et clinique, les mouvements observés sous état hypnotique étaient habituellement lents et saccadés

– L'enchaînement effectué de l'activité favorite, puis l'exercice de Rossi sur la main des ressources et la main des difficultés, puis la lévitation de la main était-il opportun ? Peut-être aurait-il fallu, après l'induction par l'activité favorite, s'arrêter là et faire des suggestions indirectes, utiliser une métaphore (exercice avec lequel nous ne sommes pas encore très à l'aise).

- Se pose la question de la durée de la séance d'hypnose avec l'enfant.

Cas clinique n°2

R., 9,5 ans, atteint de mucoviscidose, a également une dyspraxie, des difficultés psychomotrices globales et un retard de langage oral et écrit. L'ensemble génère des troubles dans les différents domaines des apprentissages scolaires.

Il bénéficie au CMPP de Sainte Suzanne d'une rééducation en psychomotricité et en ergothérapie et, en libéral, d'une rééducation orthophonique en sus de sa kinésithérapie respiratoire matinale. Il a une auxiliaire de vie scolaire à l'école pour le soutenir dans ses apprentissages. Malgré la lourdeur des soins en place, R. est un jeune volontaire, très investi dans l'accompagnement qui lui est proposé qu'il ne souhaite pas alléger. Une fatigabilité importante est signalée par les parents et par tous les intervenants.

Nous rencontrons R. en consultation médicale de suivi évolutif. Afin de lui éviter une venue supplémentaire au CMPP de Sainte Suzanne, la consultation lui a été proposée juste avant la séance d'ergothérapie.

Pour évaluer l'évolution des jeunes sous l'impact des accompagnements proposés, nous utilisons lors de la consultation médicale de suivi évolutif, la batterie EDA, qui comporte plusieurs tests permettant d'explorer les fonctions cognitives (verbales et non verbales) et les apprentissages scolaires. La passation des différents tests dure entre 45 et 60 minutes et s'effectue hors de la présence des parents.

R. ayant bénéficié assez récemment de bilans de réévaluation en psychomotricité et en ergothérapie, nous choisissons de n'évaluer que les apprentissages scolaires (plusieurs subtests explorant la vitesse et la qualité de la lecture, la compréhension du texte lu, une épreuve de dictée et plusieurs subtests de mathématiques).

Malgré ces précautions, la passation a été laborieuse et coûteuse sur le plan cognitif pour R. À la fin de ce bilan, nous lui proposons de faire un exercice pour se détendre, retrouver de l'énergie avant d'enchaîner sur sa séance d'ergothérapie.

Nous l'invitons à quitter le coin bureau où s'est effectuée l'évaluation et à s'installer confortablement au niveau du coin canapé pour enfants où nous le rejoignons.

"Ça va ? Tu es bien installé ? Confortablement installé ? (R. acquiesce de la tête). *Très bien. Tu vas maintenant regarder le mur qu'il y a en face de toi sur lequel il y a différents stickers représentant des abeilles, des lettres et des chiffres. Tu les regardes bien tous... et tu choisis un des dessins...celui qui te plait le plus...et tu ne regardes plus que celui-là, fixement... En même temps que tu continues à regarder ce dessin que tu as choisi... tu peux entendre les bruits qui viennent de la rue... du CMPP... et plus près de toi, le bruit de ma voix...*

Et tu peux sentir aussi les endroits où ton corps appuie sur le canapé... ton dos... tes cuisses... et sentir aussi tes pieds sur le sol... Et tu regardes toujours ce dessin que tu as choisi... et il se pourrait que le dessin commence à te paraître un peu flou... avec des formes un peu bizarres... c'est tout à fait normal. Et peut-être aussi que tes paupières, à force de regarder, ont besoin de se reposer... et tu peux fermer les yeux... pour les laisser se reposer... pour te reposer... (Il ferme les yeux). *Très bien.*

Et maintenant, tu imagines que tu te trouves dans ton endroit préféré... un endroit où tu te sens très bien... Est-ce que tu peux me dire quel endroit tu as choisi ?

R. répond: "*ma maison*".

"Parfait. Te voilà donc à ta maison... dans l'endroit que tu préfères dans ta maison... Et tu as autour de toi tout ce que tu aimes... qui te fait plaisir... Et tu peux jouer à ton jeu préféré... Et en profiter pour te détendre... te reposer... Et tu te sens bien... de plus en plus détendu... Un moment agréable... qui te permet de retrouver de l'énergie... Une énergie qui te sera utile pour continuer le reste de ta journée et te sentir bien... Et quand tu auras suffisamment profité de ce moment de détente... quand tu auras suffisamment fait le plein d'énergie... tu pourras réouvrir les yeux... et revoir ce qu'il y a autour de toi... réentendre les bruits autour de toi".

R. ouvre les yeux. Il a l'air reposé et tout étonné.

Nous lui demandons: *ça va ?*

R. me répond :" *Mais, je suis où, là ? A la maison, ou au CMPP?*"

Nous lui expliquons qu'il est au CMPP, qu'il a fait juste un petit voyage à la maison pour se détendre et retrouver de l'énergie.

Nous l'accompagnons dans la salle d'attente retrouver sa maman à qui nous indiquons que nous avons fait avec R. un petit exercice de détente et relaxation pour lui permettre de retrouver de l'énergie pour sa séance d'ergothérapie qui suit.

Nous n'avons pas eu de contact ce jour-là avec la collègue ergothérapeute. Deux semaines après la séance avec R., toujours sans avoir informé l'ergothérapeute de la séance d'hypnose que nous avions effectuée avec R., nous lui demandons comment s'était passée la séance d'ergothérapie de R. qui a eu lieu après la consultation médicale ? Est ce que R. n'était pas trop fatigué d'avoir enchaîné les 2 séances?

L'ergothérapeute répond : "*C'est bizarre, ce jour-là, c'est comme s'il avait pris deux ans de plus. Il est arrivé à faire des choses qu'il n'arrivait pas à effectuer d'habitude*".

Suite à cette observation, le projet thérapeutique de R. a été revu et la séance de psychomotricité est maintenant orientée plutôt vers l'acquisition de techniques de relaxation.

Les questions que nous avons suite à cette observation :

– le mot d'hypnose n'a pas été prononcé avec l'enfant et la famille. Nous avons juste recueilli l'accord de l'enfant pour cette séance qui lui a été présentée comme étant de la relaxation.

Faut-il utiliser le mot d'hypnose, requérir toujours l'accord des parents?

– Nous avons été intriguée par ce qu'a relevé l'ergothérapeute au décours de la séance d'hypnose, soit une nette amélioration des capacités cognitives et d'apprentissage de R.

Cas clinique n°3

Al., 11 ans 8 mois, est un jeune qui a été adopté à l'âge de 10 mois. Il nous avait été adressé à l'âge de 5,5 ans en raison de difficultés en graphisme et au niveau de l'attention, associées à une agitation. Les bilans effectués ont mis en évidence une dyspraxie (trouble de l'organisation et de la coordination des gestes). Une origine psychogène a été retenue pour les difficultés attentionnelles et l'agitation. Un suivi psychothérapeutique a été instauré puis arrêté devant une évolution favorable. Al. a bénéficié d'une rééducation en psychomotricité puis en ergothérapie (en libéral) pour apprentissage de l'outil informatique pour pallier à sa dysgraphie. L'ordinateur avait pu être introduit en classe en fin de primaire. Al. a une auxiliaire de vie scolaire (AVS) à l'école, 16 heures par semaine depuis le CM1. Il a une bonne réussite scolaire grâce à ces différents accompagnements. Al. est très doué en sport. Il pratique le bâton twirling et a été champion de sa catégorie.

Al. est entré en sixième sports cette année scolaire avec l'ordinateur en classe et est toujours accompagné par l'AVS. La maman nous contacte après le 2ème trimestre car c'est la catastrophe. La sixième se passe très mal. Al. est l'objet de moqueries de la part des autres élèves parce qu'il est adopté, a la peau très noire alors que ses parents sont blancs, n'est qu'un handicapé qui a besoin d'un ordinateur en classe et d'être accompagné par une AVS. Après un 1er trimestre satisfaisant au niveau des résultats scolaires, une baisse spectaculaire des notes est observée au 2ème trimestre. Al. ne veut plus utiliser l'ordinateur en classe. Il refuse de poursuivre les séances avec l'ergothérapeute et aimerait bien que l'AVS ne soit plus présente en classe. Al. précise; *"je suis fatigué par l'école, les copains qui me soulent, l'ordinateur et tout ça."*

Lors de la consultation médicale, nous proposons à Al. de reprendre le suivi psychothérapeutique en libéral afin de l'aider dans cette période difficile et essuyons un refus de sa part. Il est tout à fait d'accord en revanche pour des séances d'hypnose médicale. La maman accepte également, après nos explications sur l'hypnose. Nous proposons de commencer dés aujourd'hui et restons seule avec Al.

<u>Première séance</u>

Une induction par fixation visuelle est effectuée selon le protocole utilisé pour le cas R. et décrit précédemment. Al. ferme rapidement les yeux.

"...Et tandis que tes paupières se reposent..., tout ton corps en profite aussi pour se reposer,... se détendre.... Et tout en écoutant les bruits venant de la rue... du CMPP... Le bruit de ma voix près de toi... tu peux sentir aussi les points ou ton corps appuie sur le fauteuil ou tu es assis... au niveau du dos... des cuisses... tes pieds appuyés sur le sol... Tu peux sentir aussi ta respiration..., calme..., tranquille... Et à chaque respiration, tu te sens de plus en plus détendu... confortable... c'est très bien.

Maintenant, tu vas te concentrer sur une de tes mains... Dans cette main, il y a tous les nombreux trésors qu'il y a en toi... et cette main devient de plus en plus lourde... de plus en plus lourde... Car il y a plein de trésors en toi... Une grande intelligence que l'on a pu constater lors des bilans... de grandes capacités qui t'ont permis d'être champion en bâton twirling... une main lourde... pleine de trésors... de richesses...

Et dans l'autre main... il y a les différentes choses qui te posent problème...

Et tu peux demander à la main qui contient tous les trésors... toutes ces grandes capacités qui sont en toi... d'aider l'autre main... à trouver des solutions à ce qui te gêne... pour te permettre de te sentir bien... partout... tout le temps...

Et je ne sais pas comment tu fais cela... Est-ce que les trésors remontent le long des bras... passent par les épaules... redescendent par l'autre bras... pour arriver à l'autre main... et lui apporter des solutions... Est-ce que ça passe par la cuisse ou la main des trésors est appuyée... pour remonter le long de la cuisse... passer par le bassin... redescendre à l'autre cuisse ou l'autre main est appuyée... et passer dans cette main... pour lui apporter les solutions... Ou est-ce que ça passe par wi-fi ?... Peu importe...

Et tu te sens bien... d'avoir trouvé des solutions à ce qui te gêne... Et quand tu auras suffisamment profité de ce moment de bien-être... de détente... Tu pourras ouvrir les yeux... regarder ce qu'il y a autour de toi... retrouver tes sensations habituelles...".

Al. ouvre les yeux, l'air serein et un peu hagard. Nous lui demandons si ca va? Il acquiesce.

Nous allons chercher la maman dans la salle d'attente. Elle est étonnée de le retrouver aussi calme. Al. et sa maman sont d'accord pour une prochaine séance proposée dans 15 jours.

Deuxième séance

Al. est accompagné par son père. Nous le recevons seul en consultation. Il indique une amélioration de ses relations avec les autres élèves, qu'il a des copains en récréation. Il n'exprime par de gène actuellement en dehors d'un stress car il a prochainement une compétition de twirling en vue de la sélection pour le championnat de France en métropole. C'est son unique préoccupation du moment. Il nous précise d'ailleurs que de venir à la consultation lui fait rater une séance d'entraînement !!

Nous lui demandons de nous indiquer comment il ressent ce stress dans son corps, à quel moment il le ressent le plus. Il répond que c'est juste avant la compétition, avant de passer pour faire sa chorégraphie, il a les mains qui transpirent, il a comme une boule dans le ventre. Nous lui demandons de donner une couleur à ce stress (noir), une température (chaud), une forme (rond), un poids (lourd).

Une induction par fixation visuelle est ensuite effectuée, suivi d'une lévitation de la main par la technique des ballons. Juste après que nous lui ayons suggéré d'attacher un 1er gros ballon à son pouce, que ce ballon va tirer le pouce vers le haut, lui apporter de la légèreté, de plus en plus de légèreté pour se sentir bien, détendu, Al. a toute la main qui s'est soulevée et se promène comme si elle était baladée par un ballon, au gré du vent !

Nous lui indiquons que, quand il aura suffisamment profité de cet état de légèreté, de détente, il pourra détacher le ballon et laisser la main se reposer (la main se pose peu après).

"Très bien. Maintenant, tu imagines que tu es à la compétition, que c'est bientôt ton tour de passer. Tu ressens dans ton ventre cette boule ronde qui est là..., lourde..., toute noire... chaude... Tu te concentres bien sur elle... Peut-être que tu peux rajouter du blanc à la couleur de cette boule... Et la couleur change... devient grise... Un gris de plus en plus clair... Au fur et à mesure que tu rajoutes du blanc... Et peut-être aussi que tu peux changer la forme de cette boule... "

Al. s'agite, se lève, fait 2-3 pas, se rassoit. Nous lui demandons si ça va, comment il se sent. Al. répond juste "ça va" sans plus de détails.

Nous sommes un peu perplexe par rapport à ce comportement inattendu et n'avons pas su comment reprendre la séance d'hypnose.

Nous nous demandons, durant cette séance, si un état dissociatif a pu être induit au vu des nombreux mouvements observés chez Al. durant la séance.

Par ailleurs, nous avons tenté, durant cette séance de travailler surtout par rapport à la demande du moment de Al. qui était la gestion du stress avant la compétition sportive, motif bien éloigné de l'objectif visé qui est l'acceptation de son handicap, des soins et des aménagements nécessaires pour permettre sa réussite scolaire. Ce choix était-il judicieux ?

Troisième séance

Celle-ci a lieu 4 semaines après la précédente. Al. vient, accompagné de son père. La maman nous a appelé 1 semaine avant pour nous indiquer que Al. est toujours dans le refus de l'ordinateur. À la maison, Il a l'air d'aller mieux. Il accepte plus de faire ses devoirs, est plus investi dans la scolarité.

Nous nous installons coté bureau (et non canapé comme précédemment) avec Al. et lui demandons de regarder tout ce qu'il y'a autour de lui dans la pièce et de choisir quelque chose qu'il va continuer à regarder fixement, tout en percevant les bruits autour de lui, les points d'appui de son corps sur la chaise, sa respiration. Et laisser les paupières se fermer pour se reposer, se détendre, de plus en plus, au fur et à mesure de la respiration. Et de s'imaginer en train de faire son activité favorite. Et cela lui apporte de la détente, et il se sent bien.

Nous l'invitons ensuite à rouvrir les yeux, et lui demandons de nous dessiner son problème, ce qui le gêne.

"...Et pendant que tu fais ce dessin, avec les couleurs que tu as choisies, je vais te raconter une petite histoire. C'est l'histoire d'un chat..., un magnifique chat... avec un beau pelage noir... très doux.... Ce beau chat avait quelque chose de différent... Il était né avec un problème à une de ses pattes de devant, ça le faisait boiter... Les autres chats ne voulaient pas toujours jouer avec lui car il courait moins vite et certains parfois se moquaient de lui... Il se sentait rejeté... Alors, il préférait souvent rester seul... Et il s'entraînait à sauter avec ses pattes arrière, et il sautait de plus en plus haut... Il était de plus en plus fort en saut....

Un jour, alors qu'il était très malheureux de se sentir aussi différent et rejeté par les autres... Son père lui demanda ce qu'il avait de différent...

Il répondit: "C'est facile, j'ai une patte en moins"...

Son père lui répondit: "Non, cherche ce que tu as de différent et qui soit en plus que les autres"

Après avoir bien réfléchi, le chat répondit: "Mes pattes arrières. Elles sont tellement puissantes que je peux sauter un mur de 2 m!"

Il se trouvait justement que dans la région s'est organisé un concours international de sauts pour les chats.

Et notre chat s'est inscrit à ce concours. Et devine qui a gagné ?... Notre beau chat noir, dont la différence est devenue une force". (Histoire inspirée d'un conte de Lise Bartoli, "Le chat boiteux").

Al. termine le dessin représentant son problème qui est le suivant

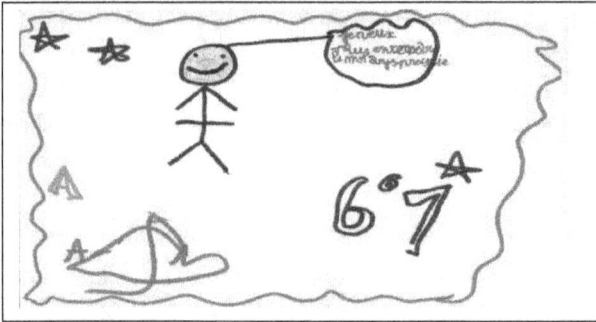

Dans la bulle est indiqué : "je veux plus entendre le mot dyspraxie"

Nous proposons ensuite à A. de faire un dessin quand tout va bien, avec les points forts et les points de difficultés.

Dessin de Al. quand tout va bien :

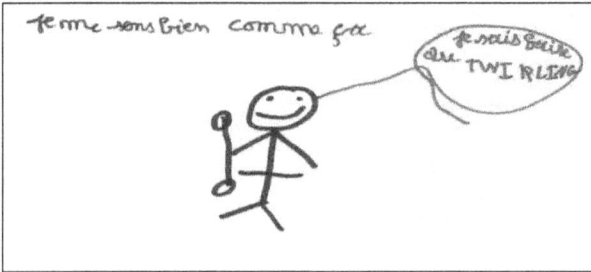

Dans la bulle est indiqué :

"Je sais faire du twirling"

Nous lui proposons ensuite de faire un dernier dessin qui montrerait comment il arrive à utiliser toutes les grandes capacités en lui, qui lui ont permis notamment d'être le champion de la Réunion de bâton twirling, comment il pourrait les utiliser pour l'aider à trouver des solutions à ce qui est difficile pour lui :

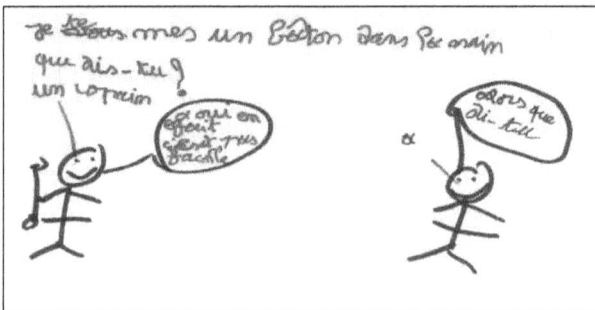

A. "Je te mes un bâton dans la main. Alors, que dis tu?

Un copain : "Ah oui, en fait, c'est pas facile"

Au vu des trois dessins, nous manquons d'inspiration pour reprendre en hypnose les éléments dessinés, établir le lien du dessin initial, en passant par celui du milieu vers le troisième dessin, quand ça ira bien.

Nous proposons, afin d'établir le lien entre les ressources et les difficultés, l'exercice de la main des ressources qui apportent des solutions à la main des difficultés, comme effectué lors de la première séance avec lui.

"…Et tu peux respirer à fond… prendre une grande inspiration… Pour bien laisser diffuser toutes tes ressources… tes grandes capacités… les laisser aller vers la main où il y a ce qui est difficile pour toi… et t'apporter les solutions… pour te permettre d'accepter le bâton qu'est pour toi l'ordinateur au collège… Ce bâton qui, comme celui du twirling… va te permettre d'être aussi un champion au collège…"

La sortie de transe est ensuite effectuée. Nous demandons à A. comment il se sent : il nous répond "fatigué".

Pas étonnant vu la multitude des techniques employées, sans doute trop abondantes et trop diversifiées....

Quatrième séance

A. est revu presque deux mois après, au décours des grandes vacances scolaires. Il a effectué sa rentrée scolaire depuis 1 mois et est en 5ème sports. Son intégration s'est bien passée. Il a des copains au collège. Il refuse toujours d'utiliser l'ordinateur en classe et s'acharne à écrire lui-même lorsque l'AVS n'est pas là (n'est présente, que la moitié du temps environ) ce qui entraîne une grande fatigabilité. Le travail scolaire n'est pas toujours fait. Les premières notes sont faibles.

Il a été vu le matin de la consultation au collège par le CPE (conseiller principal d'éducation) qui l'a recadré, lui a demandé dés le début de la semaine d'après, d'apporter son ordinateur en classe. Il dit qu'il se sent prêt.

Nous lui proposons de préparer avec lui un diaporama pour expliquer à la classe ce qu'est la dyspraxie, pourquoi l'ordinateur et la présence d'une AVS sont indispensables en classe. Il est très fier de la présentation effectuée ensemble avec l'ordinateur, est motivé pour affiner ce travail durant le week-end et le présenter à la classe lundi. Il lui est proposé également de reprendre le suivi en ergothérapie afin de le soutenir dans la réintroduction de l'ordinateur en classe. Avis favorable également pour ce projet.

Nous demandons ensuite à A., concernant le travail effectué ensemble en hypnose, quel est son souhait pour la poursuite de cet accompagnement, qu'est-ce qui est difficile pour lui et qu'il souhaiterait modifier. Il évoque son stress avant les championnats...

Nous lui proposons ensuite une courte séance d'hypnose avec une induction par l'activité favorite, des suggestions de détente, de faire le plein d'énergie, une énergie qui permettra d'aborder en toute sérénité les jours, les semaines et peut-être aussi les mois à venir.

Questionnements par rapport à cette observation :

– lorsque les attentes des parents et celle de l'enfant divergent, quels objectifs suivre pour le thérapeute ? Doit-on suivre les attentes de l'enfant, même si son objectif visé est différent de nos missions, de notre cadre d'intervention (accompagné vers la réussite scolaire et non vers la préparation au championnat sportif)

– Combien de séances à effectuer ? Tous les combiens ? Quand s'arrêter ?

Cas clinique n°4

Ar., 8 ans, est une ancienne prématurée, née à 34 semaines d'aménorrhée. Elle a présenté une épilepsie à type d'absence et de crise tonique généralisée à l'âge de 3 ans avec un traitement instauré pendant 2 ans, arrêté depuis 3 ans avec depuis, absence de récidive de phénomènes suspects de comitialité.

Elle a été adressée en septembre 2011 au CMPP de Sainte Suzanne en raison de difficultés scolaires globales notamment en écriture associées à des troubles attentionnels et une agitation ainsi que des troubles du comportement rapportés à la maison à type de colères, intolérance aux frustrations. Ces troubles du comportement sont rapportés depuis la crise convulsive. La maman indique qu'elle était adorable avant la crise épileptique, que depuis cette crise, ce n'est plus la même enfant.

Les évaluations effectuées ont retrouvé une dyspraxie, une dyslexie, une agitation et des difficultés attentionnelles qui semblent d'origine psychogène plutôt que primaire. Il a été proposé un suivi psychothérapeutique avec des entretiens familiaux, qui a permis une évolution favorable des troubles du comportement à la maison. Ce suivi a été arrêté devant l'évolution satisfaisante. Différentes rééducations ont été instaurées (psychomotricité, ergothérapie, orthophonie), toujours en cours. Ar. vient à ses séances en taxi. A l'école, Ar. a une auxiliaire de vie scolaire qui l'accompagne 16 heures par semaine. Malgré les différents accompagnements, les difficultés persistent au niveau des apprentissages scolaires, un maintien en CE1 est prévu à la prochaine rentrée scolaire.

Lors de la réunion en équipe de synthèse de suivi, les différents professionnels intervenants autour de Ar. indiquent que le rythme de progression est moindre que celui attendu, que Ar. est souvent agitée, a des difficultés d'attention, ce qui gêne l'acquisition des moyens de compensations qui lui sont apportés en séance . Elle manque beaucoup de confiance en elle, a besoin sans cesse d'encouragement, de valorisation, est très sensible à l'échec.

Les facteurs psychoaffectifs sont visiblement encore très prégnants chez cette enfant et retentissent sur son fonctionnement cognitif. Vu le nombre important de séances déjà en place, il paraît difficile de rajouter un suivi psychothérapeutique pour lequel nous n'avons, de toute façon, pas de disponibilité immédiate.

Nous évoquons auprès de l'équipe l'intérêt que pourrait avoir l'hypnose médicale chez Ar. afin de l'aider à reprendre confiance en elle, améliorer ses capacités attentionnelles. Afin de ne pas surcharger le planning de Ar., on propose d'effectuer la séance d'hypnose le jour où Ar. enchaîne psychomotricité puis orthophonie ou Ar. dispose de 45 minutes de temps de battement entre les 2 séances.

La maman est revue en consultation afin de lui communiquer les conclusions retenues en équipe. Elle est venue toute seule, sans Ar. Elle est d'accord avec le projet thérapeutique proposé, de poursuivre les accompagnements en cours et débuter des séances d'hypnose. Ses attentes ont été recueillies : elle souhaite qu'un travail soit effectué sur l'attention, le comportement de Ar., qu'on l'aide en mathématiques

L'après-midi même de cette rencontre avec la maman, Ar. vient justement au CMPP, accompagnée par un taxi. Nous la voyons après la séance de psychomotricité, avant la séance d'orthophonie. Nous lui expliquons qu'en accord avec sa maman, nous proposons de la voir entre les deux séances du mercredi, afin de l'aider à mieux se concentrer, se détendre, retrouver de l'énergie avant la séance d'après. Le terme d'hypnose n'est pas employé. Ar. a l'air sidérée, ne pose aucune question. Des décrochages attentionnels sont notés durant nos explications ou elle regarde fréquemment à droite, à gauche. Afin de recueillir ses attentes et besoins, nous lui demandons qu'est-ce qui est difficile pour elle et dans quels domaines elle voudrait que le CMPP l'aide, elle répond :"les mathématiques et le calcul".

Nous l'invitons ensuite à rejoindre le coin canapé et nous nous installons à proximité.

Première séance

Nous essayons ensuite d'effectuer une induction hypnotique et enchaînons plusieurs techniques, vu l'échec de la précédente, sans plus de succès :

– fixation visuelle : Ar. regarde rapidement ailleurs, n'arrive pas à maintenir son regard de manière prolongée sur un point…

– manœuvres de Rossi avec les bras tendus, paumes vers le haut avec projet d'effectuer par la suite la main des ressources qui aide la main des difficultés à trouver des solutions: Ar. baisse rapidement les bras, regarde ailleurs…

– lévitation de la main avec les ballons à attacher : Ar. a le regard qui papillonne à droite à gauche, rien ne se passe…

Nous lui indiquons que nous constatons que ce n'est pas facile pour elle de se concentrer, ce qui la gêne pour bien réussir à l'école malgré toute l'intelligence qu'elle a, que l'on a constatée sur les bilans que l'on a fait et que peut-être, en se revoyant régulièrement, que l'on pourrait l'aider à mieux se concentrer et pouvoir bien utiliser toute son intelligence pour bien réussir à l'école, en mathématiques par exemple. Ar. ne dit rien, acquiesce juste de la tête lorsqu'on lui demande si elle est d'accord pour se revoir.

<u>Deuxième séance</u>

Ar. est revue 1 mois après la précédente séance, au retour d'une période de vacances scolaires. Nous lui demandons donc ce qu'elle a fait pendant les vacances, ce qui lui a fait particulièrement plaisir. Elle indique avoir été à une fête foraine avec son père et sa sœur, avoir effectué des tours de manège qu'elle a bien appréciés. Les réponses sont assez brèves, je tente de la faire s'exprimer davantage sur d'autres choses qui lui ont plu sans trop de succès.

Nous lui proposons ensuite, pour se détendre, de jouer à la poupée et de choisir une poupée parmi les différentes présentes, ce qu'elle fait. Nous lui demandons ensuite de bien regarder cette poupée qu'elle a choisie pour se détendre, de bien regarder la couleur de la peau de la poupée, les habits qu'elle porte, les couleurs et les motifs de la robe,…

Ar., très brièvement attentive au début, pose la poupée, se lève pour aller prendre un autre jouet…

Vu ce nouvel échec de tentative d'induction, nous pensons que la difficulté vient peut-être du fait que nous n'avons pas suffisamment exploré ses goûts, ce qui la gêne et décidons, afin de mieux les cerner, de remplir avec elle le questionnaire d'imagerie/d'inconfort du service de pédiatrie générale du Rainbow Babies and Children's Hospital (voir annexe II).

Nous avons pu obtenir des réponses uniquement pour les questions suivantes qui correspondent aux 4 premières questions :

– Qu'est-ce qui ce qui te fait rire le plus? Réponse (R) : *les blagues*

– Quelle activité préfères-tu ? Entoures la plus sympa (= *jouer avec des amis.* On lui demande alors comment s'appelle sa meilleure copine *: Maëlle*) et coches en quatre autres en plus (*écouter de la musique, danser, les jeux ou programmes à l'ordinateur, l'école*).

– Qu'est-ce que tu fais de mieux ? *Le français*

59

Ar. décroche ensuite. Pas de réponses obtenues aux autres questions du questionnaire concernant l'inconfort, comment il est perçu, son retentissement dans la vie quotidienne…

La séance s'achève, Ar. doit se rendre à sa séance d'orthophonie.

Nous demandons peu après à l'orthophoniste comment était Ar. après les 2 séances. Elle fait part de recrudescence des troubles attentionnels…

Troisième séance, une semaine après la précédente

Ar. indique en rentrant dans ma salle de consultation qu'elle veut faire un dessin pour papa et maman. Je lui dis que c'est une très bonne idée et lui propose de s'installer côté bureau et met à sa disposition des feuilles et des feutres de couleur.

"Et pendant que tu fais ce joli dessin pour tes parents, plein de belles couleurs que tu as choisies, je vais te raconter une histoire que j'ai lue dans un livre et qui m'a fait penser à toi. Tu te souviens, la dernière fois, tu m'avais dit que tu aimais bien les manèges. C'est l'histoire de l'anneau du manège-tourbillon".

Et je lui lis le conte métaphorique issu d'un livre de Lise Bartoli (3), qui a pour objectif d'aider l'enfant à reprendre confiance en soi.

A. continue de dessiner, semble en même temps écouter attentivement l'histoire.

Lorsque nous avons fini de lire le conte, elle demande à faire un autre dessin. Je la félicite à nouveau pour cette initiative et lui demande, si elle veut bien, de me dessiner son endroit préféré, l'endroit où elle se sent bien, en sécurité. Elle indique que c'est sa maison et commence à dessiner une maison. Je lui dis que c'est très bien, qu'elle pourrait mettre une couleur à cette maison, une couleur qui représenterait pour elle être bien, en sécurité. Elle entame alors un coloriage minutieux de la maison en violet. Ci dessous son dessin.

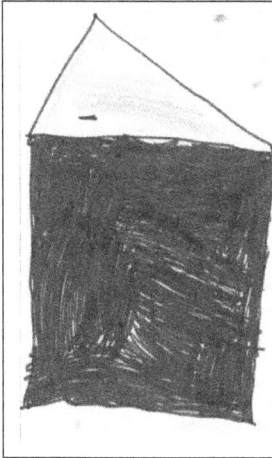

"*Et pendant que tu fais cette belle maison, cette maison qui est ton endroit préféré, là où tu te sens bien, j'ai envie de te raconter une autre histoire qui, elle aussi, m'a fait penser à toi. C'est une histoire avec un chat. Tu sais, tu m'avais dit que vous aviez un chat à la maison. C'est l'histoire de Smiley, le chat boiteux*".

Et je lui lis un autre conte métaphorique, toujours issu du livre de Lise Bartoli (3), qui vise à aider l'enfant à se sentir unique, lui indiquer qu'il peut réussir à faire des choses extraordinaires malgré un handicap initial qui finalement, permet de développer d'autres compétences.

Ar. semble à nouveau écouter attentivement tout en coloriant sa maison. Nous finissons l'histoire, elle termine son dessin. Nous la félicitons pour son dessin et l'accompagnons pour sa séance d'orthophonie.

Ar. n'a pas été revue depuis. Il est prévu de revoir la famille en consultation avec Ar. afin de réévaluer les attentes et besoins avant une reprise éventuelle des séances d'hypnose médicale.

Nous avons demandé à la psychologue qui avait suivi antérieurement Ar. et sa maman de reprendre contact avec la maman afin de réinstaurer un suivi psychothérapeutique car nous pensons que l'hypnose médicale n'est peut-être pas un outil thérapeutique approprié pour Ar.

Lorsque la psychologue a téléphoné à la maman, celle-ci a indiquée ne plus avoir de demandes concernant le comportement de Ar. à la maison qui s'est amélioré.

Au niveau des professionnels intervenants autour de Ar. au CMPP, il n'y a pas eu d'amélioration signalée.

Questionnements par rapport à cette observation

– Difficultés+++ d'induction hypnotique avec les protocoles habituels liés

    . aux troubles attentionnels ?

    . aux circonstances particulières d'instauration des séances d'hypnose médicale pour Ar. (Ar. n'était pas présente lors de la consultation médicale ou le projet thérapeutique a été proposé à la maman ; les séances d'hypnose ayant débuté dans la même journée, la maman n'a pu réexpliquer à A. le projet thérapeutique, ce qui aurait sans doute facilité l'adhésion de l'enfant

    . à notre manque d'expérience ?

– Le positionnement des séances d'hypnose médicale entre deux rendez-vous n'était peut-être pas pertinent : peut-être que l'enchaînement des séances a contribué à rendre Ar. moins réceptive ; la contrainte de temps induisait un stress chez nous: nous avions le sentiment qu'il fallait se dépêcher afin de ne pas prendre retard avant la prochaine séance.

– Nous avons également été gênée par l'absence de rencontre avec les parents tout au long des trois séances effectuées. Les échanges avec les parents permettent en effet de voir l'évolution de l'enfant, réajuster si besoin certains points afin d'être au plus près des besoins et attentes du jeune et de la famille.

Cas clinique n°5

An. est suivi depuis 2010 pour une dyspraxie associée une dyslexie – dysorthographie chez ce jeune qui avait présenté une épilepsie généralisée idiopathique ayant débuté à l'âge de 5 ans, avec un traitement par Dépakine instauré, ayant permis un contrôle satisfaisant de la comitialité. Le traitement a pu être arrêté vers l'âge de 9,5 ans avec une évolution qui reste favorable depuis.

An. avait bénéficié d'une rééducation en psychomotricité relayée par de l'ergothérapie, toujours en cours actuellement pour l'apprentissage de l'outil informatique pour pallier à sa dysgraphie. An avait également une anxiété très importante qui avait motivé un suivi psychothérapeutique, arrêté depuis 6 mois en raison d'une évolution satisfaisante.

Il est accompagné à l'école 16 heures par semaine par une auxiliaire de vie scolaire. Il a une très bonne réussite scolaire grâce aux aménagements en place. Seules des difficultés en orthographe sont signalées.

Lorsqu'on le revoit en consultation de suivi, le bilan de réévaluation de l'ergothérapeute effectué peu avant indique que l'apprentissage de l'informatique s'effectue de manière satisfaisante mais An. présente une lenteur idéo-motrice importante qui ralentit sa vitesse de frappe au clavier (actuellement d'un niveau CE1 alors qu'il est en CM2) et ne permet donc pas d'introduire l'ordinateur en classe et favoriser ainsi son autonomie scolaire.

La même lenteur est rapportée à l'école et à la maison. La maman précise que dans la vie quotidienne, An. arrive à réaliser les différents actes mais prend beaucoup de temps pour tout. Elle est fréquemment obligée de l'aider, à s'habiller par exemple, pour aller plus vite. Des troubles du sommeil à type de difficultés d'endormissement sont également retrouvés à l'interrogatoire.

Aucune cause n'a été retrouvée à l'examen clinique ni dans les bilans cognitifs effectués pouvant expliquer cette lenteur.

Lorsqu'on demande à An. à quoi il attribue, lui, cette lenteur pour laquelle nous n'avons pas d'explication médicale, An. indique, qu'il est lent car il est fatigué dans la journée parce qu'il a du mal à s'endormir le soir car il pense à beaucoup de choses, à ce qui va arriver le lendemain, aux différentes activités, est-ce qu'il va arriver à les réussir?... etc. Le matin, il se réveille fatigué, ne se sent pas suffisamment reposé et a donc du mal à aller vite pour réaliser les différents actes de la vie quotidienne, taper rapidement au clavier informatique, etc. Il dit qu'au petit déjeuner, il continue à penser à beaucoup de choses, à ce qui va arriver dans sa journée.

On propose à An. l'apprentissage de techniques d'autohypnose qu'il pourrait utiliser par exemple le soir pour se détendre, l'aider à s'endormir. An. et ses parents accueillent favorablement cette proposition.

Lors de l'entretien en situation duelle avec An., nous prenons 3 feuilles de papier que nous disposons les unes à côté des autres. Nous indiquons à An. que nous sommes sa secrétaire et que sur la feuille à gauche, nous allons écrire, sous sa dictée, tout ce qui est difficile pour lui et qu'il aimerait changer (on rappelle que l'acte d'écriture est très difficile et couteux pour An. en raison de sa dyspraxie; idem pour dessiner). Après, nous prenons la feuille la plus à droite et demandons à An. de nous dire quelle serait la situation idéale pour lui, qui lui permettrait de se sentir bien. Une fois qu'il nous a donné ces éléments, nous prenons ensuite la feuille du milieu et nous lui demandons de nous dire ce qu'il faudrait, d'après lui, pour passer de la 1ere feuille à la 3ème feuille, de la situation difficile à celle idéale.

Ci dessous les différentes réponses de A.:

Feuille de gauche: Ce qui est difficile pour moi	Feuille du milieu Ce qu'il faudrait pour passer de ce qui est difficile à l'idéal	Feuille de droite L'idéal pour moi
- *"Je suis lent pour dormir. Je m'endors à minuit. J'ai du mal à me réveiller le matin. Je suis encore plus lent"* - *"Je suis lent au petit déjeuner, pour faire ma toilette, m'habiller"* - *"A l'école, je suis lent, endormi. Je fais beaucoup de fautes d'orthographe"* - *"Quand je rentre, je suis fatigué"*	- *"Pour m'endormir, je ne sais pas"*. - *"M'adapter: travailler plus l'orthographe avec l'orthophoniste, taper plus vite sur l'ordinateur"* - *"Penser à moins de choses"*	- *"Je dors facilement, à l'heure (20h-20h30)"* - *"A l'école, je suis en forme, plus rapide en écriture, très bon en orthographe. Je finis rapidement mes devoirs"*. - *"J'arrive à me débrouiller tout seul"*. - *"Je me prépare rapidement"*.

Nous invitons ensuite An. à s'installer confortablement au niveau du coin canapé.

Nous effectuons une induction par fixation visuelle, centration de son attention sur les bruits, les points d'appui du corps, la respiration. Puis une lévitation de la main avec les ballons à attacher (modalité décrite avec T.) est effectuée. La main se soulève tout doucement avec des mouvements lents, An. respire lentement.

Des suggestions de détente, calme, tranquillité, de ne penser à rien, de juste profiter de ce moment de détente sont effectuées. Une détente et une sérénité qu'il pourra retrouver le soir avant de dormir, qui lui permettra de s'endormir tranquillement et de se réveiller en forme, plein d'énergie pour sa journée, et ainsi de pouvoir faire rapidement les différentes choses qu'il aura à faire.

Nous lui indiquons qu'il pourra refaire tout seul ce qu'on a fait ensemble et lui prescrivons sur une ordonnance:

"Faire tous les jours l'exercice suivant, le soir au coucher:
- Fermer les yeux
- Ecouter les bruits, ceux qui sont loin puis ceux qui sont plus près
- Se concentrer sur les différents points d'appui du corps, de la tête aux pieds
- Se concentrer sur sa respiration, le rythme de la respiration. Respirer profondément en gonflant le ventre plusieurs fois.
- Imaginer les ballons attachés au doigt. Laisser diffuser à tout le corps la légèreté, la détente"

An. n'a pas été revu. Il habite de l'autre côté de l'île, dans la région ouest et il n'est pas aisé de le faire revenir en consultation.

Questions soulevées par cette observation:

- L'apprentissage de l'auto-hypnose peut il se faire en une seule séance?

- La prescription d'un exercice d'autohypnose a un côté "devoir à faire", rappelant le scolaire.

Cas clinique n°6

P.G. 16 ans 2 mois, en 1ère S, est vu pour la première fois en consultation. La famille a pris rendez-vous car il a d'importantes difficultés pour s'exprimer à l'oral. Il dit être stressé dès qu'il faut prendre la parole, répondre au téléphone, demander quelque chose,...etc. Il précise: "Je bloque, j'oublie des mots".

Ces troubles existent depuis toujours mais se sont exacerbés depuis la 4ème. Il indique d'ailleurs qu'il a raté l'oral du brevet des collèges alors qu'il a toujours eu d'excellents résultats scolaires. Les parents et lui-même sont inquiets à l'approche des épreuves orales du BAC de français, ce qui a motivé la demande de consultation.

Dans ses antécédents, on note qu'il a un frère jumeau. P.G. a des difficultés en écriture qui ont motivé la mise en place d'aménagements pédagogiques notamment l'utilisation de l'ordinateur en classe pour le français et l'histoire-géographie. Ses troubles d'écriture n'ont jamais bénéficié de bilan spécifique. Il avait été suivi en orthophonie de l'âge de 5 à 12 ans en raison des difficultés au niveau du langage oral et en langage écrit au cours du primaire.

Dans la vie quotidienne, P.G. se décrit comme étant très méticuleux, très perfectionniste ce qui génère une lenteur. "Je suis maniaque, je vérifie souvent, je passe du temps à nettoyer".

Il a des copains au lycée mais parle peu avec eux. Il est le plus souvent avec son frère jumeau qui, pour la première fois, n'est pas dans la même classe que lui cette année.

Concernant les attentes, P.G. souhaite qu'on l'aide à l'oral. Les parents formulent également la même demande et souhaitent aussi que les difficultés en écriture de P. soient mieux cernées.

Parce que nous n'avons pas d'élément en faveur de troubles psychopathologiques chez P.G., parce que les parents ont indiqué au cours de l'entretien qu'ils n'étaient pas favorables à des suivis psychologiques, nous proposons un accompagnement en hypnose médicale que P.G. et ses parents acceptent et un rendez-vous est donné une semaine après cette consultation initiale. Parallèlement, un bilan d'ergothérapie est proposé pour explorer les difficultés en écriture.

<u>Première séance</u>

Afin de mieux connaître P.G., nous lui posons différentes questions :

– Quelle est son activité préférée : le sport (la boxe qu'il pratique en club 3 fois par semaine, le football)

– Qu'est-ce qu'il fait pour se détendre en dehors du sport : jouer à la PlayStation, aller au cinéma, sortir avec son frère et les copains

– Est-ce qu'il a un lieu préféré où il se sent particulièrement bien : non, se sent bien partout.

– Comment il se sent en ce moment? Il répond: fatigué.

P.G. est plutôt inhibé, ses réponses sont brèves. Il n'est visiblement pas à l'aise pour s'exprimer.

Nous lui proposons ensuite de passer du côté table de convivialité du bureau et de s'installer confortablement sur la chaise, le plus confortablement possible.

Nous lui demandons de poser le coude sur la table avec la main pendante comme un mouchoir, ce qu'il fait.

"...Et tu regardes bien cette main... la couleur de la peau... les zones de creux et de bosses au niveau de cette main... des zones plus claires... d'autres plus sombres... le trajet des veines... Tu regardes aussi tes doigts... les différentes articulations des doigts... la position des différents doigts ... En même temps que tu regardes tout ceci... Tu peux percevoir les bruits autour de toi... les bruits plus loin qui viennent de la rue... et plus près de toi, le bruit de ma voix... Tu peux percevoir aussi les points d'appui de ton corps sur la chaise... le dos appuyé sur le dossier... le bassin... les jambes... et les pieds sur le sol... Percevoir tout cela... tout en regardant toujours la main... Il est possible que les paupières aient envie de se fermer... se reposer... se poser... Et si tu veux, tu peux les laisser se fermer... ou choisir de les garder

ouvertes... Sens-toi libre de faire ce qui te convient... Et tu peux percevoir ta respiration... le rythme régulier de la respiration... l'air frais qui rentre à l'inspiration... un air riche en oxygène...pour apporter de l'énergie au corps...l'air plus chaud qui sort à l'expiration... Et tu te sens bien... détendu... de plus en plus détendu... reposé... (Il ferme les yeux)*... C'est bien... c'est très bien...*

Et plus tu es détendu... plus ta main va descendre... tout doucement... millimètre par millimètre... Et plus ta main descend... plus tu te sens bien... reposé... tranquille... serein... Une détente... qui diffuse à tout le corps... augmente de plus en plus... à chaque respiration... Et la main descend...et tu te sens de plus en plus reposé... de plus en plus serein..."

La main descend tout doucement, par saccades successives, jusqu'en bas. P.G. ouvre les yeux quand la main touche la table. Nous lui demandons si ça va, lui indiquons qu'il peut bouger s'il le souhaite, pour retrouver ses sensations habituelles.

Il répond que ça va, qu'il se sent beaucoup moins fatigué. Il est d'accord pour se revoir pour de nouvelles séances.

Nous accompagnons P.M. en salle d'attente et indiquons au père que tout s'est bien passé, que P.G. a été bien réceptif. Nous lui proposons, s'il le souhaite, d'expérimenter une séance d'hypnose. Il est tout à fait favorable.

Une induction par fixation visuelle (fermeture visuelle rapidement obtenue), les différentes perceptions (visuelles, auditives, kinesthésiques), centration sur la respiration est effectuée *avec des suggestions de détente, de bien-être puis d'être dans un lieu ressource, en bord de mer, avec le bruit et le mouvement des vagues, être de plus en plus détendu, s'accorder des petites vacances...*

L'ensemble de la séance s'est bien déroulée. Le père dit avoir apprécié, que cela lui a fait beaucoup de bien.

Deuxième séance (4 semaines après)

Nous invitons P.G. à s'installer confortablement. Une induction par fixation visuelle (fermeture visuelle rapidement obtenue), les différentes perceptions (visuelles, auditives, kinesthésiques: VAK), centration sur la respiration est effectuée. P.M. respire calmement, a l'air très concentré intérieurement.

Nous demandons à P.G. de se souvenir d'un épisode à l'oral qui a été difficile pour lui. Il évoque l'oral de TPE (Travaux Pratiques Encadrés), cette année où il n'arrivait pas à parler, transpirait beaucoup au niveau des aisselles, avait un papier dans la main qu'il ne pouvait s'empêcher de froisser.

Il évoque un autre épisode survenu en 5ème ou 6ème, lorsque l'enseignant d'anglais lui a demandé d'aller au tableau. Il a eu alors des tremblements de tout le corps, bégayait énormément.

Nous lui demandons de donner une couleur à ses différents ressentis lors de ces situations de stress (noir ou rouge), une forme (un bâton ou en rectangle), une consistance (raide, rigide), une température (chaud). Nous lui demandons, s'il devait représenter cette situation par un animal, lequel il choisirait (une fourmi).

- *"Et maintenant, dis moi quelle serait la situation idéale pour toi?*

- *"Je peux dire toutes mes idées, je n'oublie pas. Je peux débattre, prendre le dessus. Je parle calmement, sans bégayer".*

- *Et si tu dois donner une couleur à cette situation idéale (= jaune)? Une forme (= ovale)? Une consistance (= comme du bois)? Une température (= fraicheur)? L'associer à un animal (= panda)?*

Nous procédons ensuite avec P.G. à une nouvelle induction (centration sur les perceptions visuelles, auditives, kinesthésiques, la respiration). Puis nous demandons à P.G. de s'imaginer à nouveau dans la situation difficile qu'il avait vécue avant à l'oral.

"Laisse bien revenir tout ce que tu ressentais dans cette situation difficile... ce moment qui a une couleur noire... Et tu vas transformer progressivement cette couleur noire qui te gêne..., la transformer en jaune....un beau jaune... la couleur du bien être... Je ne sais pas comment tu fais cela...transformer progressivement ce noir

en un jaune magnifique.....Je ne sais pas mais ça n'a pas d'importance.... C'est très bien comment tu fais.

Et tu peux aussi transformer le rectangle....qui devient progressivement ovale..."

P. ouvre les yeux, me dit *"C'est bon".*

Nous nous arrêtons, un peu perplexe car nous envisagions de reprendre les différents éléments du "portrait chinois" de son mal être et de la situation idéale, les faire évoluer de l'un vers l'autre. Était-il en état hypnotique?

Nous lui réponds que c'est très bien et lui expliquons comment il pourrait faire de l'auto-hypnose à la maison, au lycée et lui prescrivons sur une ordonnance:

Faire plusieurs fois par jour

- Installes-toi confortablement à l'endroit ou tu es
- Laisse ton regard se poser sur quelque chose que tu as choisi, regarde fixement, puis ferme les paupières
- Concentres- toi ensuite sur les bruits autour de toi, les bruits loin, puis ceux plus près de toi
- Porte ton attention sur les différents points d'appui de ton corps à l'endroit où tu es (sur la chaise, fauteuil, etc.)
- Concentres toi sur ta respiration, son rythme. Respire profondément, tranquillement. Répète dans ta tête: "je respire, tout mon corps respire, je suis respiration".
- Pense à une situation, un moment très agréable pour toi

Nous lui proposons également une autre variante - Après s'être installé confortablement - Croiser ses mains, les pouces écartés (comme indiqué sur l'image ci-contre pour les index) - Regarder les pouces se rapprocher, ou fermer les yeux et percevoir les pouces qui se rapprochent doucement Plus les pouces se rapprochent, plus le corps est détendu, de plus en plus détendu	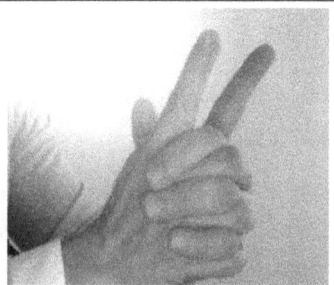

70

Nous lui indiquons qu'il peut aussi faire discrètement cet exercice en classe, quand il sait qu'il va passer un oral par exemple.

<u>3ème séance</u> (2 semaines après la précédente)

P.G. dit faire régulièrement ses exercices d'autohypnose en utilisant la technique des pouces qui se rapprochent. Il indique être un peu stressé car est en il est en pleine révision pour le Bac de français et histoire-géographie qui a lieu dans moins d'une semaine. Il dort bien.

Quand on lui demande s'il trouve qu'il y'a eu des choses dans sa vie qui ont changé depuis le début des séances, il indique qu'il n'est plus "*maniaque de vérification*", qu'il parle un peu plus et lève le doigt maintenant en classe.

Nous le félicitons pour tous ces progrès qu'il a fait grâce à lui même, en mobilisant les capacités qui sont en lui.

Nous effectuons ensuite avec lui une lévitation de la main avec la technique des ballons qu'il attache aux doigts de la main droite, au poignet droit. Les doigts se soulèvent des 2 cotés, par à-coup. Des suggestions de légèreté, détente, qui diffusent progressivement, de plus en plus, à tout le corps sont effectuées, une détente et une légèreté qui lui seront utiles en toutes circonstances, pour se sentir bien, détendu.

"*...Et pendant que tu profites de cet état de légèreté... de détente... de bien être...ton esprit... ton ange gardien...en profite aussi pour trouver des solutions...des moyens de fonctionner autrement...pour te permettre d'être bien...en toutes circonstances*".

Avant que nous indiquions à P.de détacher les ballons et laisser se reposer ses mains, ses 2 bras retombent le long de son corps, il ouvre les yeux....

Nous lui suggérons tout de même de détacher les ballons, de bien profiter de cet état de détente, de légèreté, la laisser diffuser partout en lui et la garder en mémoire et y recourir lorsqu'il en aura besoin.

Une nouvelle induction par centration de l'attention sur les perceptions (visuelles, auditives, kinesthésiques: VAK), la respiration est effectuée.

"...Maintenant, tu imagines que tu as un écran devant toi... Sur cet écran passe une vidéo...sur la vidéo, c'est toi, en train de passer un oral...Tu es détendu...serein...les mots arrivent tout seul...tranquillement...et tu te sens bien...Tu regardes bien cette image de toi en train de parler tranquillement...détendu... fier de toi...Et quand tu en auras suffisamment profité... tu pourras, à ton rythme... ouvrir les yeux...et retrouver tes sensations habituelles.

Nous lui préconisons ensuite de poursuivre ses exercices d'auto-hypnose et de refaire l'exercice de visualisation de P.G. qui passe l'oral et que tout se passe bien.

Nous lui expliquons que plus il va s'entrainer à visualiser cette image de lui à l'aise à l'oral, plus son cerveau va s'en imprégner et mettre en route un programme pour que le jour ou cet évènement arrive, les circuits soient prêts pour que tout se passe le plus proche possible de ce qu'il souhaite.

4ème séance (3 mois après la précédente).

P. est maintenant en terminale. Le bac de français et histoire-géographie s'est bien passé. Il a eu 15 à l'oral de français! Pour la 1ere fois, ses résultats sont meilleurs que ceux de son jumeau, me précise la maman. Nous n'avons pas pu avoir plus de détails sur le déroulement de l'oral de français, juste "ça s'est bien passé", P.G. répondant le plus souvent brièvement.

Nous lui demandons, par rapport à l'accompagnement proposé en hypnose, ou il en est, ce qu'il souhaite. Il indique qu'il veut continuer: "ça fait du bien", "ça permet de se reposer", "de faire le vide".

Les parents ont précisé aussi, avant la consultation qu'ils souhaitent que P.G. continue car ils trouvent qu'il a changé, qu'il est plus à l'aise pour s'exprimer.

Nous demandons à P.G. ce qu'il attend des séances d'hypnose: il souhaite continuer à s'améliorer à l'oral, même si ça va mieux. Nous lui demandons quand ça ira bien à l'oral, ce sera comment : c'est *"avoir plus de facilité à parler à une personne. C'est le 1er contact qui est difficile. Je perds mes moyens, je me sens crispé, j'ai du mal à trouver mes mots"*.

Son autre attente porte sur la réussite scolaire: "*réussir dans les notes, avoir de meilleures notes*" (ses notes oscillent entre 10 et 12-13 actuellement).

Après une induction par le VAK, nous lui proposons de s'imaginer être dans un lieu sur, un lieu réel ou imaginaire, ou il se sent bien. Et de se voir dans ce lieu, entouré de gens. Et qu'il arrive à parler avec aisance, fluidité, détente à ces personnes, qu'il se sent bien.

Après la sortie de transe, nous lui recommandons de poursuivre ses exercices d'autohypnose et de s'entrainer à se visualiser sur un écran parlant avec aisance à différentes personnes.

Un nouveau rendez vous a été donné 3 semaines après.

Questionnement par rapport à cette observation:

- L'hypnose étant "une thérapie brève", la persistance encore de symptômes, de demandes dans le domaine ciblé initialement est elle liée à notre pratique débutante de l'hypnose? Est ce normal après 4 séances?

- Quand arrêter le suivi en hypnose? Après combien de séances?

Cas clinique n°7

P. est suivi depuis octobre 2011. Il avait été adressé en raison de difficultés en écriture, troubles du comportement (agitation, manque d'attention, opposant). Il bénéficiait alors d'une prise en charge pédopsychiatrique au CMPEA.

Les évaluations effectuées ont mis en évidence un haut potentiel intellectuel (enfant surdoué) chez P. associé à une dysgraphie. Une rééducation en psychomotricité a pu débuter en novembre 2012.

Après une dizaine de séances, nous sommes interpellés par la psychomotricienne qui signale l'apparition chez P. de troubles du comportement à type d'agitation, nombreuses peurs apparues dans les suites de la séparation récente des parents. La maman prévoit de déménager prochainement en métropole, avant la fin de l'année scolaire.

Nous proposons à la maman une consultation médicale afin de faire le point sur l'évolution de P., préparer le dossier de transfert en métropole des suivis en cours.

P. est agité en rentrant dans la salle de consultation. Quand on lui demande comment il va, il nous répond "*je suis excité*".

Lors de cette consultation, la maman nous indique que depuis quelques semaines, P. est très agité et angoissé, a de nombreuses peurs (ne peut rester seul dans une pièce, refuse de fermer la porte des toilettes). Tout le long de la journée, Il pleure+++, crie, à la moindre frustration. Des troubles du sommeil sont présents: il ne veut plus dormir seul, a des difficultés d'endormissement, se réveille plusieurs fois la nuit en hurlant.

Toute la famille est épuisée. Le frère ainé menace de le frapper, de se suicider. La maman est en pleurs pendant la consultation.

Le suivi pédopsychiatrique s'est arrêté depuis quelques mois. Nous sommes à 2 semaines du départ de la famille en métropole ce qui ne permet pas de reprendre un suivi psychothérapeutique au CMPP.

C'est dans ce contexte de mal être important chez P. avec un retentissement familial conséquent que l'hypnose médicale est proposée afin, avant le départ et la reprise d'un suivi à l'arrivée en métropole, de tenter d'apporter un apaisement à P. (et donc à la famille aussi) au vu de la situation explosive relatée par la maman.

Nous expliquons à P. et sa maman ce qu'est l'hypnose médicale, ils sont tout à fait favorables à expérimenter cette approche pour P. Nous proposons donc d'effectuer la première séance dès ce jour et restons avec P. seul que nous invitons à s'installer confortablement côté canapé.

Première séance :

Une induction par fixation visuelle, centration de son attention sur les bruits, les points d'appui du corps, la respiration. Puis une lévitation de la main avec les ballons à attacher (modalité décrite avec T.) est effectuée. La main se soulève tout doucement avec des mouvements lents.

"*…Et plus ta main se soulève...., plus tu te sens calme...., tranquille...., serein...*

Et tu peux respirer à fond... prendre une grande inspiration.... pour que ce calme... cette tranquillité... augmente encore plus... et diffuse partout dans le corps... (P. inspire profondément). *C'est très bien.*

Et tu peux garder en toi cet état de calme...., de détente...., d'apaisement.... pour te permettre de vivre en toute tranquillité.... sérénité.... les différents changements qui arrivent dans ta vie.

Et quand tu auras suffisamment fait le plein de calme... de tranquillité... tu pourras réouvrir les yeux... et retrouver tes sensations habituelles".

P. ouvre les yeux et est beaucoup plus calme. Nous allons chercher sa maman dans la salle d'attente. Elle est étonnée de voir le changement de comportement de P., en comparaison à l'arrivée en consultation. P. et la maman sont d'accord pour poursuivre de nouvelles séances d'hypnose médicale. Nous proposons 1-2 séances par semaine avant le départ en métropole (soit 3 à 4 séances) et donnons un nouveau rendez-vous 48 heures après cette première séance.

Deuxième séance

Nous recevons tout d'abord P. et sa maman qui arrive souriante avec un visage plus serein que lors de la précédente consultation. Elle nous indique qu'une amélioration a déjà été notée, que les différents symptômes ont diminué de 30 %. Toute la famille souffle. Elle précise aussi qu'à la suite de la précédente séance, P. s'est plaint d'avoir de drôles de sensations d'un côté du corps sans altération de la motricité pendant quelques heures.

Nous invitons P. à s'installer confortablement au niveau du canapé. Il s'allonge. Nous lui demandons, comme il a fait précédemment, de choisir une des images sur le mur en face et de la regarder fixement. Il refuse en disant : " *Ah non, je ne veux pas regarder l'abeille, je ne veux pas être hypnotisé*". (Ça commence bien !).

Nous lui indiquons qu'il s'agit de l'aider à traverser cette période de changements dans sa vie, cette période qui n'est pas facile pour lui, et de l'aider à retrouver les grandes capacités qu'il y a en lui, ces grandes capacités qu'on avait pu mesurer avec les bilans que l'on avait effectués.

"*…Et peut-être que tu peux imaginer que tous les trésors qui sont en toi se trouvent dans une de tes mains...., et que cette main devient de plus en plus lourde... tellement elle est pleine des trésors qu'il y'a en toi.... Et tous ces trésors.... ces grandes capacités que tu as en toi.... vont aller progressivement de l'autre côté de ton corps.... à ton autre main... qui contient tout ce qui est difficile pour toi.... et te permettre de trouver des solutions.... à ce qui est difficile pour toi... de retrouver le calme.... la tranquillité....*"

P. est calme et attentif durant notre discours mais très rapidement s'agite à nouveau, nous indique qu'aujourd'hui, il est un robot. Il se lève, marche comme un robot!

Nous lui indiquons qu'il est très doué et lui demandons comment fait le robot quand il est calme, tranquille. Il nous fait une démonstration avec des mouvements plus calmes. Nous le félicitons et lui disons que c'est vraiment "super", que c'est beaucoup mieux quand le robot fonctionne calmement et tranquillement.

Nous sortons avec lui de la salle de consultation, P. marchant toujours comme un robot, pour aller chercher la maman dans la salle d'attente.

Nous informons la maman que l'accroche avec P. a été plus difficile aujourd'hui. Nous convenons d'un nouveau rendez-vous 5 jours après. P., toujours en train de faire le robot, repart du CMPP avec sa maman. Nous lui disons en partant qu'il pense bien à faire fonctionner le plus possible, calmement et tranquillement, le robot.

Troisième séance

Lorsque nous allons chercher P. dans la salle d'attente, P. est plongé dans la lecture d'un livre sur le corps humain (destiné aux enfants), pris sur un des présentoirs. Nous lui indiquons que, s'il le souhaite, il peut emporter ce livre avec lui, ce qu'il fait. Il vient avec nous, tranquillement (et en marchant normalement !).

Dans la salle de consultation, nous l'invitons à s'asseoir côté bureau, au niveau de la table de convivialité. Nous lui demandons de nous montrer de quoi parle son livre et feuilletons avec lui les différentes pages. Nous lui proposons de nous arrêter sur le cerveau ou une image représente le cerveau avec plusieurs couleurs pour les différentes fonctions cérébrales.

"Regardes bien les différentes couleurs... toutes ces différentes zones du cerveau.... Si tu veux, tu peux dessiner ton cerveau à toi, avec différentes couleurs pour représenter ce qui se passe dans ton cerveau en ce moment ».

P. est d'accord et dessine avec un feutre jaune, un cerveau découpé en plusieurs zones et colorie une zone en noir, une en rouge, deux en vert clair et foncé (une boîte de feutre avec plus de 10 couleurs disponibles a été mise à sa disposition). P. effectue le dessin ci-dessous.

Lorsque nous lui demandons ce que représentent les différentes couleurs, il nous indique que le noir est une zone de très grande excitation et la zone rouge, la plus étendue, est une zone d'excitation. Nous annotons le dessin avec ces informations.

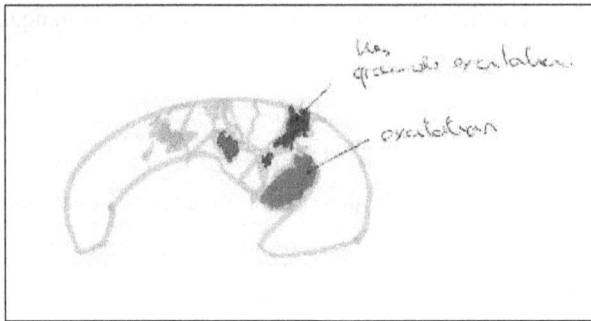

Nous le félicitons pour son dessin et lui proposons de faire maintenant un dessin de son cerveau lorsqu'il se sent bien, calme, serein. Il s'applique et est très concentré, a l'air "hypnotisé" par le dessin en cours de réalisation. Nous lui suggérons de dessiner un cerveau avec beaucoup de zones de calme, de tranquillité, de sérénité, un cerveau qui permet de se sentir bien, en sécurité, calme et tranquille.

Il réalise un cerveau avec plusieurs zones larges en vert, une toute petite zone en rouge, pas de noir. Lorsque je lui demande à quoi correspondent les différentes zones, il m'indique : "*le vert, c'est comment déjà que tu as dit ? C'est la tranquillité, la sérénité, le calme*".

Nous lui proposons de garder avec lui son dessin de cerveau calme, tranquille, qui permet de se sentir bien et de laisser avec moi le cerveau qui a beaucoup d'excitation. Et que, quand il aura besoin de se sentir bien, peut-être qu'en regardant ce dessin, cela pourrait l'aider à retrouver du calme, de la sérénité, de la tranquillité.

Nous allons ensuite chercher la maman dans la salle d'attente et lui expliquons ce que nous avons fait pendant la séance en montrant les dessins. La maman indique que depuis les deux séances qui ont eu lieu, P. va beaucoup mieux. Les crises avec hurlement qui épuisaient tout le monde ont nettement diminué. Il peut rester maintenant tout seul dans une pièce mais il faut que les portes soient ouvertes. Il a toujours des peurs en s'endormant, sa grand-mère s'assoit près de lui le soir et il peut alors s'endormir et ne se réveille plus en hurlant plusieurs fois la nuit comme avant.

Nous proposons une dernière séance la veille du départ en métropole. La maman de P. appelle le jour de la consultation en disant que Paul ne veut pas venir, qu'elle-même est débordée par les préparatifs du départ.

<u>Questionnements par rapport à cette observation</u>

– Nous avons été perturbés par le comportement de P. durant la deuxième séance. Nous avons été en difficulté de n'avoir pas pu administrer la séance d'hypnose selon un protocole structuré. Nous avons tenté "de nous raccrocher aux branches" par une approche plus de type "hypnose plus conversationnelle" mais avons nous pu induire quelque chose durant cette séance ?

- Vu le déroulement de la deuxième séance, nous nous étions dits qu'il fallait procéder autrement, ne pas y aller en voulant appliquer le protocole d'induction, suggestion comme appris durant les exercices pratiques effectués durant la formation du D.U. d'hypnose médicale et clinique. Nous avons donc "improvisé" mais nous nous interrogeons sur l'induction d'un état hypnotique durant cette séance basée sur le dessin.

Nécessité aussi d'improviser, de prendre ce que l'enfant apporte, de sortir des protocoles, de lâcher prise, de savoir étonner l'enfant qui ne s'attendait sans doute pas à ce que cela se déroule de cette manière et donc de lever des résistances éventuelles.

- Dans quel "ordre" voir les parents : avant la séance pour recueillir des éléments de l'évolution de l'enfant pouvant être abordés pendant la séance ?

- Était-il pertinent de proposer des séances aussi rapprochées ?

5. Discussion théorico-clinique

5.1 Rappel de la problématique.

On rappelle les hypothèses que l'on avait émises concernant l'utilisation de l'hypnose médicale au CMPP de Sainte Suzanne ou sont accueillis des enfants ayant des difficultés scolaires avec fréquemment d'autres troubles associés:

- permettre d'offrir une solution thérapeutique pour les jeunes présentant des troubles anxieux, de l'estime de soi, de la confiance en soi, des troubles du comportement, en première intention, en complément ou en attendant le suivi psychothérapeutique, dans les cas de refus d'un accompagnement psychologique

- permettre aux jeunes d'être acteurs dans leur prise en charge, augmenter leur motivation et investissements face aux apprentissages et dans l'acquisition des stratégies de compensation

- améliorer les capacités attentionnelles chez les enfants pour qui un déficit attentionnel a été relevé

5.2 Confrontation des observations à la problématique

Malgré notre pratique débutante de l'hypnose médicale et la courte période sur laquelle l'étude a porté, nous avons pu noter des bénéfices dans pratiquement tous les cas où cet outil thérapeutique a été proposé.

En dehors du cas Ar. très particulier dans la série des jeunes vus (cette enfant n'était pas présente lors de la consultation médicale ou l'hypnose a été proposée et explicitée à la maman; Ar. n'était pas accompagnée par les parents lors de ses venues pour les séances qui se sont déroulées entre 2 autres séances avec une pression temporelle sur nous), une amélioration des symptômes a été notée dans les différents cas.

Mais même pour le cas Ar., bien que nous n'ayons pas noté d'amélioration au niveau du CMPP, la maman fait part d'une évolution positive du comportement à la maison.

L'équipe et nous-mêmes étions sans doute en attente de résultats spectaculaires comme celui obtenu avec R. dont les compétences cognitives et les capacités d'apprentissage ont été nettement améliorées au décours immédiat de la séance d'hypnose médicale.

"L'accroche" avec Ar. ne s'est faite finalement que lors de la troisième et dernière séance d'hypnose effectuée avec elle, à travers le dessin. Avant d'abandonner l'outil thérapeutique hypnose pour cette enfant, il conviendra sans doute de la revoir encore et d'avoir des liens plus réguliers avec les parents.

L'utilisation de l'hypnose médicale a permis chez nos patients une diminution de l'anxiété, une amélioration des troubles du comportement, de la confiance en soi, de l'estime de soi ce qui a permis pour certains, une nette amélioration de leurs performances scolaires, et ce, malgré la courte période de l'étude. Nous avons pu noter aussi une amélioration de la motivation et de l'investissement face aux apprentissages scolaires dans certains cas

Elle a permis également d'avoir à notre disposition une solution thérapeutique dans les situations ou nous étions dans une impasse thérapeutique si nous n'avions pas eu cet outil à notre disposition: nécessité de soulager rapidement le jeune, refus et/ou manque de disponibilité d'un suivi psychothérapeutique...

L'acceptation de l'hypnose médicale comme solution thérapeutique éventuelle par rapport aux difficultés exposées par le jeune et sa famille s'est bien déroulée malgré nos appréhensions initiales. Nous n'avons pas essuyé de refus de la part d'autres jeunes et leurs familles sur la période étudiée d'utilisation de cet outil thérapeutique qui a été accepté à chaque fois que nous avons pensé à le leur proposer.

Ceci a sans doute été favorisé par le fait que les jeunes étaient suivis déjà depuis plusieurs années avec donc un certain climat de confiance. Mais l'élément principal ayant favorisé l'acceptation est sans doute le fait qu'en dehors d'un cas, ces jeunes avaient déjà tous bénéficié antérieurement d'un suivi psychothérapeutique et que face à la récidive de troubles psychoaffectifs exposés lors de la consultation, les jeunes et leurs familles étaient plus favorables à une approche de type thérapie brève comme l'hypnose médicale plutôt que la reprise d'un suivi psychothérapeutique.

Au niveau de l'équipe du CMPP de Sainte Suzanne, l'utilisation de l'hypnose médicale a suscité de la curiosité et de l'intérêt, renforcés après les faits cliniques relevés par l'ergothérapeute chez l'enfant R. (nette amélioration des compétences cognitives et des capacités d'apprentissages au décours de la séance d'hypnose).

Avant le début des séances d'hypnose, nous avons tenté de <u>recueillir les attentes et besoins</u> du jeune repérés par lui-même, les attentes des parents et les besoins qu'ils ont repérés pour leur enfant. Il n'est pas toujours aisé pour l'enfant d'expliciter ses attentes et besoins, de nous indiquer ce qui le gêne, comment cela se manifeste. Dans le cas de T., l'utilisation du questionnaire d'imagerie/d'inconfort du service de pédiatrie générale du Rainbow Babies and Children's Hospital a permis de mieux cerner ce que T. aime, ses ressentis,...etc. L'utilisation plus systématique de ce questionnaire après quelques adaptations (comme enlevés dans la liste des différentes activités favorites le ski, faire de la luge, le hockey, activités non praticables à la Réunion) nous semble intéressant à développer.

Nous avons pu noter des <u>particularités au cours des séances d'hypnose effectuées chez les enfants</u> de la population étudiée. Comparé à ce que nous avions pu observer lors des exercices pratiques effectués entre étudiants au cours du DU d'hypnose médicale et clinique:

– l'induction d'un état hypnotique nous a semblé le plus souvent plus rapide à obtenir.

– les manifestations présentées par les enfants étaient différentes: les manifestations motrices étaient parfois assez bruyantes avec des mouvements rapides et amples à quelques reprises qui nous ont fait douter de la réalité de l'induction d'un état hypnotique chez le jeune. Est-ce qu'il n'était pas plutôt en train d'effectuer ces mouvements pour nous faire plaisir.

Le débriefing avec les enseignants du DU, les données de la littérature nous ont permis de noter qu'il est fréquent que l'enfant, du fait de sa plus grande susceptibilité, manifeste davantage dans son corps ce qu'il est en train d'imaginer (comme faire des mouvements de pédalage avec les jambes lorsqu'il lui est demandé de s'imaginer faire son activité favorite, le vélo).

L'importance de prendre ce que le patient vous amène, de s'adapter à lui nous est bien apparue, particulièrement dans les cas de P. et Ar. ou nous avons été en difficulté en voulant appliquer des protocoles d'induction hypnotique appris et où finalement, en s'appuyant sur le désir de l'enfant de faire un dessin, le livre qu'il a apporté en consultation, nous avons pu rebondir et avoir une accroche avec l'enfant.

L'importance de la place des parents nous est bien apparue aussi dans notre pratique débutante de l'hypnose médicale. Outre de permettre, lors des consultations pré-hypnose, de bien cerner les besoins de l'enfant, l'environnement dans lequel il évolue, son fonctionnement, ce qu'il aime, etc., le lien régulier avec les parents permet de noter les évolutions de l'enfant, d'effectuer des réajustements si nécessaires.

Dans une des observations, nous avons proposé à un parent d'expérimenter une séance d'hypnose. Cette expérience peut être intéressante à renouveler car elle peut renforcer l'adhésion du parent, lever ses dernières inquiétudes éventuelles, pas toujours exprimées, concernant l'hypnose.

L'apprentissage par le jeune de l'autohypnose, comme effectué dans le cas de P.G. nous a paru intéressant afin de permettre aux jeunes d'avoir à leur disposition des outils qu'il peuvent utiliser pour atteindre l'objectif visé et les rendre ainsi vraiment acteurs de leur prise en charge. Nous avons été gênés par le fait de donner des exercices à faire aux jeunes, le côté scolaire que cela peut comporter (on leur donne encore un devoir à faire à la maison alors qu'ils ont déjà fort à faire). Mais ceci n'est sans doute que notre ressenti car le côté prescription par un médecin sur une ordonnance de choses à faire à la maison renforce sans doute plutôt le côté "médicament" de l'hypnose et peut donc renforcer l'efficacité.

Il nous apparaît nécessaire de proposer le plus souvent possible l'autohypnose aux jeunes afin de renforcer leur autonomie. Les données de la littérature nous ont permis de noter que plusieurs séances sont souvent nécessaires pour permettre au jeune de bien s'approprier les techniques d'autohypnose, de l'accompagner dans cet apprentissage. Il était donc illusoire, comme dans le cas de An., en une fois, d'effectuer une première séance d'hypnose et de prescrire des exercices d'autohypnose sans effectuer de suivi au décours.

Concernant le déroulement des séances d'hypnose, à savoir le nombre à effectuer, l'espacement entre deux séances, la durée des séances, celui-ci a été très variable dans la population étudiée, en raison de la disponibilité de notre planning et de ceux du jeune et de la famille.

Du fait de notre formation médicale, nous étions en attente de protocoles thérapeutiques précis en hypnose, comme pour les prescriptions médicamenteuses (tous les combien de temps prendre le médicament, à quel rythme, pendant combien de temps).

Ni dans les données de la littérature, ni dans les cours du D.U. d'hypnose, nous n'avons retrouvé ces protocoles thérapeutiques précis que nous recherchions, qui nous aurait guidée et rassurer dans notre pratique débutante de l'hypnose médicale.

C'est sans doute parce que justement en hypnose médicale, il est essentiel de s'adapter au patient dont on ne peut prévoir précisément l'évolution, la réactivité d'une séance à l'autre.

Nous sommes finalement rassurés de noter que malgré les "bricolages" que nous avons parfois eu l'impression de faire, que ce soit en termes de contenu des séances, de leur rythme, etc., une évolution favorable a été notée chez la plupart des enfants sur la courte période de l'étude.

5.3 <u>Discussion éthique</u>

Les données de la littérature scientifique ayant montré les bénéfices de l'utilisation de l'hypnose médicale chez les enfants présentant des troubles du comportement, une anxiété, un manque de confiance en soi, une mauvaise estime de soi-même, des difficultés attentionnelles, et que l'amélioration de ces facteurs favorisait les apprentissages et la réussite scolaire, il était tout à fait légitime de proposer d'expérimenter cet outil thérapeutique chez les enfants suivis au CMPP de Sainte Suzanne pour qui ces différents troubles ont été relevés.

Sur la période de l'étude, une soixantaine d'enfants a été vue en consultation médicale. L'hypnose médicale n'a pas été proposée à tous, faute de disponibilité dans notre planning mais surtout en raison de ce que nous avions perçu de l'urgence de la situation exposée et la nécessité d'apporter une réponse rapide, la sévérité des troubles, l'absence d'autre solution thérapeutique à notre portée.

Pour le cas R., la séance d'hypnose a été effectuée en présentant celle-ci au jeune comme une séance de relaxation, de détente afin de retrouver de l'énergie sans avoir prononcé le mot d'hypnose. L'autorisation des parents n'a pas été requise en amont. La maman a été informée à posteriori de la séance qui lui a été présentée, là aussi, comme visant la détente, la relaxation sans utilisation du mot hypnose.
L'objectif visé étant le bien-être du patient et vu que nous n'étions pas dans un projet thérapeutique utilisant l'hypnose médicale pour ce jeune, nous pensons que l'attitude adoptée était judicieuse. Dans tous les autres cas, nous avons pris le soin de bien expliciter aux jeunes et sa famille ce qu'est l'hypnose, de requérir leur consentement éclairé avant de débuter la 1ère séance d'hypnose médicale.

Dans une des observations, le cas Al., nous avons été confronté à des interrogations éthiques concernant la poursuite de l'hypnose médicale car la demande du jeune (l'aider à gérer son stress pour réussir le championnat sportif) différait de celle des parents (l'aider à accepter les moyens de compensation comme l'ordinateur nécessaire pour lui permettre de réussir sa scolarité) et des missions de l'établissement qui est de mettre en place un accompagnement pour les enfants atteints de troubles spécifiques des apprentissages et non pas de préparer des jeunes à la réussite une épreuve sportive.

Finalement, il nous a semblé que l'on pouvait poursuivre le travail en hypnose médicale avec ce jeune afin de répondre à sa demande tout en restant dans le cadre de notre agrément d'établissement car l'aider à mieux gérer son stress lors d'une épreuve de championnat pouvait lui permettre aussi de gérer son stress face aux apprentissages, et arriver peu à peu à accepter les moyens de compensations de son handicap.

5.4 <u>Apport de l'étude</u>

Cette étude, malgré la petite taille de la population analysée et la courte période sur laquelle elle a porté, a montré l'intérêt de l'utilisation de l'hypnose médicale chez des enfants présentant différents types de troubles (anxiété, manque de confiance en soi, mauvaise estime de soi, troubles du comportement et du sommeil, refus des soins et des aménagements) retentissant sur la réussite scolaire du jeune (aggravant notamment ceux qui ont un trouble spécifique des apprentissages), retentissant également sur leur autonomie à l'école et dans la vie quotidienne, sur ses interactions avec l'environnement familial et social.

L'amélioration de ces différents troubles au décours des séances d'hypnose médicale a permis aux jeunes d'être plus disponibles pour les apprentissages et l'acquisition de stratégies de compensation de leurs difficultés, de renforcer leur réussite scolaire et aux examens, d'améliorer leurs interactions avec l'environnement socio-familial.

L'utilisation de l'hypnose médicale a permis d'apporter une amélioration clinique rapide, d'offrir une solution thérapeutique bien accueillie par le jeune et sa famille permettant de sortir de situations d'impasse liées au refus des soins psychologiques ou l'absence de disponibilité.

Par ailleurs, l'acquisition de cet outil thérapeutique qu'est l'hypnose médicale nous a été utile aussi auprès des parents, ceux des enfants de cette étude mais également de nombreux autres. En effet, les parents des enfants suivis au CMPP de Sainte Suzanne sont souvent en souffrance, se remettant fréquemment en question dans leur fonction parentale, s'interrogeant sur ce qu'ils ont fait, pas fait, mal fait etc. face à cet enfant en difficultés d'apprentissages.

L'utilisation de l'hypnose conversationnelle nous a permis d'apaiser ces parents et de les voir sortir beaucoup plus sereins de la consultation que lorsqu'ils y sont rentrés.

De manière générale, nous avons pu améliorer notre communication avec l'ensemble des enfants et parents accueillis au CMPP de Sainte Suzanne. En consultation médicale, de plus en plus, nous sommes spontanément en métacognition, dans un état dissociatif en somme, nous observant dans notre manière de communiquer avec l'enfant et sa famille et veillant à utiliser plutôt des mots pouvant induire un état de confort, de bien-être, d'apaisement.

À titre personnel, l'élaboration de ce mémoire qui nous a conduit à nous plonger dans la bibliographie sur l'utilisation de l'hypnose chez l'enfant notamment dans les troubles des apprentissages scolaires nous a permis de renforcer nos connaissances dans ce domaine et ainsi d'acquérir davantage confiance en nous-même.

Ceci nous permettra sans doute, pour les futurs enfants que nous accompagnerons en hypnose médicale, d'arriver davantage à "lâcher prise", à se libérer de la crainte de ne pas arriver à trouver les bons mots, à choisir le bon exercice, à le faire comme il faut, etc. Et de laisser plus facilement s'exprimer notre potentiel de créativité notamment dans le domaine des contes métaphoriques qui reste actuellement un exercice non aisé, ce qui contribuera à une amélioration de la prise en charge proposée en hypnose médicale grâce à une réponse thérapeutique adaptée au mieux à la demande et aux besoins des patients.

6 Conclusion, perspectives

L'hypnose médicale apparaît être un outil thérapeutique intéressant à intégrer aux différents accompagnements pouvant être proposés aux jeunes ayant des difficultés au niveau des apprentissages scolaires. L'utilisation de l'hypnose conversationnelle avec les parents a permis de leur apporter un mieux être à eux aussi.

Il conviendra de poursuivre les travaux sur un échantillon plus grand d'enfants en s'appuyant sur des échelles standardisées d'évaluation de l'anxiété, de l'estime de soi, de troubles du comportement etc. à effectuer avant et au décours de séances d'hypnose afin de mieux mesurer l'impact de l'hypnose.

L'introduction de cet outil au CMPP de Ste Suzanne, les effets positifs que nous avons relevés lors de son utilisation va nous conduire à revoir nos protocoles thérapeutiques pour faire une place à l'hypnose, l'apprentissage de l'autohypnose notamment afin de favoriser l'autonomie des jeunes.

A titre personnel, afin d'améliorer notre pratique de l'hypnose médicale, nous poursuivrons les lectures et formations dans ce domaine afin d'acquérir davantage de connaissances et d'outils pour accompagner au mieux les enfants et leurs familles. Nous prévoyons également la mise en place d'une supervision régulière avec des hypno praticiens ainés. Ceci afin de nous permettre de revoir les cas ou nous avons été, serions en difficulté et d'avoir un regard sur notre pratique, regard indispensable à cette période de premiers pas dans l'hypnose.

Afin que cet outil thérapeutique puisse être davantage disponible au sein de l'établissement, nous prévoyons d'envoyer en formation d'autres membres de l'équipe qui s'inscriront à la prochaine session du D.U. d'hypnose médicale et thérapeutique.

Une formation de l'ensemble de l'équipe du CMPP de Ste Suzanne à la communication hypnotique est également en projet pour 2014.

7 Bibliographie

[1] ALEXANDER, M., Managing patient stress in pediatric radiology, in : *radiol. Technol.*, **2012**, 83, 6, p.549-560.

[2] AVIV, A., Tele-hypnosis in the Treatment of Adolescent School Refusal, in : *American Journal of clinical Hypnosis,* **2006**, 49, 1, p.31-40.

[3] BARTOLI; L. L'art d'apaiser son enfant, pour qu'il retrouve force et confiance en lui. Editions Payot, Paris, **2010**,

[4] BECCHIO, J., SUAREZ, B., L'hypnose, la médecine, la chirurgie, in : *Cerveau et Psycho,* **2013**, vol. 58, p.36-41.

[5] BENHAIEM, J.M., Les états hypnotiques : schématisation, in : *L'Hypnose médicale.* 2ème Ed., MED-LINE Editions, Paris, **2012**, p.63-66.

[6] BIOY, A., *Découvrir l'Hypnose*, InterEditions, Paris, **2007**, 147 p.

[7] BIOY, A., CELESTIN-LHOPITEAU, I., WOOD, C., *L'Aide-mémoire d'Hypnose*, Editions Dunod, Paris, **2010**, 303 p.

[8] BUTLER, L.D., and al., Hypnosis reduces Distress and Duration of an Invasive Medical Procedure for Children, in : *Pediatrics,* **2005**, vol. 115, p. 77-85.

[9] CELESTIN-LHOPITEAU, I., L'Hypnose et l'enfant, in : *L'Hypnose aujourd'hui.* 2ème Ed., Editions in Press, Paris, **2005**, p.177-192.

[10] CELESTIN-LHOPITEAU, I., *L'Hypnose pour les Enfants*, Editions J. Lyon, Clermont-Ferrand, **2013**, 236 p.

[11] CHAPEL, J.L., Treatment of a case of school phobia by reciprocal inhibition, in : *Can. Psychiatr. Assoc. J.,***1967**, 12, 1, p. 25-28.

[12] COLLOT, E., Hypnose et hypnothérapie, in *Encycl. Méd. Chir.,* Psychiatrie. Mise à jour **2002**, 37-B20-B-50, Editions Elsevier, Paris, 13 p.

[13] CRASILNECK, H.B., HALL, J.A., *Clinical Hypnosis : Principles and applications.*, Grune and Stratton Ed., New York, **1975**.

[14] CRASILNECK, H.B., HALL, J.A., *Clinical Hypnosis : Principles and applications.*, 2ème Ed., Grune and Stratton Ed., New York, **1985**, 486 p.

[15] DE VOS H.M.; LOUW D.A., The effect of hypnotic training programs on the academic performance of students, in: *American Journal of clinical Hypnosis,* **2006**, 49:2.

[16] **EDUSCOL**, *La Dyslexie à l'Ecole : Repérer, Dépister, Diagnostiquer* [en ligne], http://eduscol.education.fr/cid45916/reperer-depister-diagnostiquer.html, (Consultée le 21 septembre 2013).

[17] **EGAN R.M., EGAN W.P.**, The effect of hypnosis on academic performance, in: *American Journal of clinical Hypnosis,* **1968**, volume 11, number 1.

[18] **FARGES-QUERAUX, D., FISCHER, H.**, Troubles attentionnels et hypnose orientée solution : Confédération Francophone d'hypnose et de thérapies brèves, 6ème Forum, (5, **2009**, Nancy). Entre Stratégies et Intuition. Ou [en ligne), http://www.cfhtb2009.org/communications/?q=auteur:Dominique%20Farges-Queraux, (Page consultée, le 21 septembre 2013).

[19] **FUKS, M.**, L'Hypnose et l'enfant, in : BIOY, A., MICHAUD, D., *Traité d'hypnothérapie : Fondements théoriques, méthodes, applications.* Editions Dunod, Paris, **2013**. p.247-269.

[20] **GARDNER, G.G.**, Use of hypnosis for psychogenic epilepsy in a child, in : *American Journal of Clinical hypnosis,* **1973**, 15, p. 166-169.

[21] **GARDNER, G.G.**, Parents : Obstacles or allies in child hypnotherapy ?, in : *American Journal of Clinical hypnosis,* **1974**, 17, p. 44-49.

[22] **GREEN, J.P., and al.**, The official division 30 definition and description of hypnosis, in: *International Journal of Clinical and Experimental Hypnosis,* **2005**, 53, p. 259-264. Ou http://psychologicalhypnosis.com/info/the-official-division-30-definition-and-description-of-hypnosis/, (Page consultée le 21 septembre 2013)

[23] **GUILLOUX, R.**, L'effet domino "DYS" : limiter l'enchaînement des difficultés en repérant les troubles spécifiques des apprentissages et en aménageant sa pédagogie, Cheneliere Education inc, Montreal, **2009**, 80 p.

[24] **HILPERT-FLORY, C.** L'hypnose et ses applications thérapeutiques à l'enfant et l'adolescent, Thèse de Doctorat en Médecine Spécialisée, Nancy 1 : Université R. Poincaré, **2007**, 213 p.

[25] **ILLOVSKY, J.**, An experience with group hypnosis in reading disability in primary behavior disorders, in: *Journal of Genetic Psychology,* **1963**, 102, p. 61-67.

[26] **ILLOVSKY, J., FREDMAN N.**, Group suggestion in learning disabilities in primary grade children: A feasibility study in: *International Journal of Clinical and Experimental Hypnosis,* **1991**, 24:2, 87-89.

[27] **INSERM.** Institut national de la santé et de la recherche médicale. *Expertise collective : dyslexie, dysorthographie, dyscalculie. Bilan des données scientifiques,* Editions INSERM, Paris, **2007**, 844 p., ou [en ligne], http://www.inserm.fr/content/download/1098/10561/file/rainserm2007.pdf, (Page consultée le 21 septembre 2013)

[28] **JACOBSON, N., and al.**, The effects of encoding in hypnosis and post-hypnotic suggestion on academic performance, in : *American Journal of clinical Hypnosis,* **2011**, 53, 4, p. 247-254.

[29] **JACOBSON, N., and al.**, Deficits of encoding in hypnosis: a result of altered state of awareness, in: *American Journal of clinical Hypnosis,* **2013**, 55, 4, p. 360-369.

[30] **JAMPOLSKY, G.G.**, *Hypnosis in the treatment of learning problems.*, Society for Clinical and Experimental Hypnosis : 27th annual scientific meeting, Chicago, **1975 October.**

[31] **JOHNSON L.S.**, The uses of hypnotherapy with learning disabled children in: *Journal of Clinical Psychology* **1981**, 37, 2.

[32] **KAISER, P.**, Childhood Anxiety, Worry, and Fear : Individualizing Hypnosis Goals and Suggestions for Self-Regulation, in : *American Journal of clinical Hypnosis,* **2011**, vol. 54, p. 16-31.

[33] **KINGSBURY, S.J.**, Brief Hypnotic Treatment of Repetitive Nightmares, in : *American Journal of clinical Hypnosis,* **1993**, 35, 3, p. 161-169.

[34] **KOHEN, D.P., OLNESS, K.N., COLWELL, S.O., HEIMEL, A.**, The use of relaxation-mental imagery (self-hypnosis) in the management of 505 pediatric behavioral encounters, in: *Journal Dev. Behav. Pediatr.*, **1984**, 5, 1, p. 21-25.

[35] **KUTTNER, L.**, Pediatric hypnosis : per-, peri-, and post-anesthesia, in *Paediatr. Anaesth.* **2012**, 22, 6, p. 573-577.

[36] **LEE, L.H, OLNESS, K.N.**, Effects of self-induced mental imagery on autonomic reactivity in children, in : *J. Dev. Behav. Pediatr.,* **1996**, 17, 5, p. 323-327.

[37] **LIFSHITZ, M., RAZ, A. and al.**, Using suggestion to modulate automatic processes : from Stroop to McGurk and beyond, in : *Cortex,* **2013**, 49, 2, p. 463-73.

[38] **LUSSIER, F., FLESSAS, J.**, *Neuropsychologie de l'enfant*, Editions Dunod, Paris, **2005**, 447 p..

[39] **McGUINESS, T.**, Hypnosis in the Treatment of Phobias : A Review of the Littérature, in *American Journal of clinical Hypnosis,* **1984**, 26, 4, p. 261-272.

[40] **MAZEAU, M.**, *Neuropsychologie et troubles des apprentissages : Du symptôme à la rééducation*, Masson, Paris, **2007** , 286 p.

[41] **MORGAN, A.H.**, The heritability of hypnotic susceptibility in twins, in : *Journal of Abnormal, Psychology,* **1973**, 82, p. 55-61.

[42] **MORGAN, A.H., HILGARD, E.R.**, Age differences in susceptibility to hypnosis, in: *International Journal of Clinical and Experimental Hypnosis,* **1973**, 21, p. 78-85.

[43] **MORGAN, A.H., HILGARD, E.R.**,, The Stanford Hypnotic Clinical Scale for Children, in: *American Journal of Clinical Hypnosis,* **1979**, 21, p. 148-169.

[44] MORGAN, A.H., HILGARD, E.R., DAVERT, E.C., The heritability of hypnotic susceptibility of twins: A preliminary report, in: *Behavior Genetics,* **1970**, 1, p. 213-224

[45] OLNESS, K., KOHEN, D.P., *Hypnose et Hypnothérapie chez l'enfant,* 3ème Ed., The Guilford Press, New-York, **2006**, 646 p.

[46] RAINVILLE, P., L'imagerie fonctionnelle cérébrale fonctionnelle et la « neurophénoménologie » de l'hypnose, in : *L'Hypnose médicale.* 2ème Ed., MEDLINE Editions, Paris, **2012**, p. 51-62.

[47] RAZ, A., Suggestion overrides the Stroop effect in highly hypnotizable individuals, in: *Conscious Cogn.*, **2007**, 16, 2, p. 331-338.

[48] RAZ, A., KIRSCH, I., POLLARD, J., NITKIN-KANER, Y., Suggestion reduces the Stroop effect, in: *Psychol. Sci.,* **2006** Feb, 17, 2, p. 91-95.

[49] ROUGE, S., CUDDY, N., "Médecine psychosomatique, quel avenir?", Institution universitaire de psychiatrie, Hypnose en pédiatrie, in : *Cahiers psychiatriques genevois,* **1990**.

[50] SAADAT, H., KAIN, Z.N., Hypnosis as a Therapeutic Tool in Pediatrics, in : *Pediatrics,* **2007**, vol. 120, p. 179-181.

[51] SHUCK, A.O., and LUDLOW, B.L., Effects of suggestibility on learning by retarded and nonretarded students, in : *Psychological Reports,* **1984,** 54, p. 663-666.

[52] STANTON, H.E., Short-term Treatment of Enuresis, in : *American Journal of clinical Hypnosis,* **1979**, vol. 22, p ; 104-107.

[53] SUAREZ, B., Les effets de l'hypnose sur la motricité ; Une modulation particulière du mouvement, 58ème journées françaises de radiologie, in : *J. Radiol.,* **2010**, vol. 91, p.1108.

[54] SUAREZ, B., Qu'est-ce que l'hypnose ?, in : *Cerveau et Psycho,* **2013**, vol. 58, p.28-35.

[55] VAIVRE-DOURET, L., CASTAGNERA, L., Dossier : Les troubles d'apprentissage chez l'enfant, L'ampleur du Problème, in *ADSP* , **1999**, n° 26, p. 24-29

[56] WOOD, C., MICHAUX, D., Physiologie de l'hypnose ou neurophénonoménologie de l'hypnose, in : *L'Hypnose médicale*, 2ème Ed., MEDLINE Editions, Paris, **2012**, p.81-89.

[57] WOOD, C., BIOY, A., De la neurophysiologie à la clinique de l'hypnose dans la douleur de l'enfant, in *Douleurs*,**2005**, 6,5, p. 284-96.

[58] **WOOD, C., BIOY, A.**, L'hypnose, la relaxation, qu'est-ce que c'est, comment ça marche ? in *Compte rendu de la réunion du 11 janvier **2005**, Paris, Club Douleur Enfant Ile de France.*

[59] **WOODY, R.H., BILY, H.T.**, Influencing the intelligence scores of retarded and nonretarded boys with clinical suggestion., in : *American Journal of Clinical Hypnosis,* **1970**, 12, p. 268-271

[60] **YOUNG, M.H., MONTANO, R.J., and GOLDBERG, R.**, Self-Hypnosis, sensory cueing, and response prevention : Decreasing anxiety and improving written outpout of a preadolescent with learning disabilities., in : *American Journal of Clinical Hypnosis,* **1991**, 34, p. 129-136.

Annexes

Annexe I : Echelle hypnotique clinique de Stanford pour les enfants (MORGAN, A., HILGARD, J.R.- 1979).

« Le texte, tant pour le formulaire modifié que le formulaire standard, contient des caractères romain et en italique. Les phrases en italique sont des instructions à l'attention de l'hypnotiseur. Les textes en romain sont les instructions verbales destinées à l'enfant. »

Formulaire modifié (de 4 à 8 ans)

Ce formulaire peut servir de substitution pour l'enfant qui n'arrive pas à se détendre et n'aime pas fermer les yeux. C'est typiquement le cas du très jeune enfant (en dessous de 6 ans, parfois 7 ou 8 ans) ou de l'enfant extrêmement anxieux. Ce formulaire est semblable au formulaire standard sauf pour l'induction par l'imagination active, quelques modifications dans la formulation des tests et l'omission d'une suggestion post-hypnotique.

Induction

Si le formulaire standard a d'abord été utilisé, improviser une transition.

J'aimerais discuter avec toi de la façon dont une personne peut se servir de son imagination pour faire ou pour ressentir tout un tas de choses. Tu sais ce que je veux dire par «imagination»? *Si nécessaire, expliquer :* Tu sais ce que c'est que de faire semblant de certaines choses... de «faire comme si»? Cela t'arrive-t-il de faire semblant de certaines choses ou de faire comme si tu étais quelqu'un d'autre?

Quand tu peux faire tout ce que tu veux, qu'est-ce que tu fais? C'est-à-dire, quelles sont les choses que tu aimes faire plus que tout au monde?

Sonder l'enfant à la recherche de ses centres d'intérêt, par exemple la natation, la randonnée, jouer sur le toboggan et les manèges (aire de jeu), aller pique-niquer, et ainsi de suite. Choisir une activité favorite et inciter l'enfant à y penser. La partie de pique-nique décrite ci-après sert d'illustration.

D'accord, on n'a qu'à faire cela, maintenant. [2]Imaginons que nous sommes [faisons semblant d'être] en pique-nique et qu'il y a un grand panier à pique-nique juste devant nous. Comment il est, le panier, selon toi? Il est grand comment?... Je vais étendre cette nappe d'un joli jaune vif là, sur la pelouse... Pourquoi ne sortirais-tu pas quelque chose du panier, maintenant? Raconte-moi... c'est super... Il y a quoi d'autre, dans le panier?

---

[2] Il n'est pas nécessaire que l'enfant ferme les yeux. Il est plus facile pour certains enfants d'imaginer les choses les yeux clos. S'il semble opportun qu'il ou elle ferme les yeux, laisser le choix à l'enfant : «Tu peux fermer les yeux si tu veux, ou les garder ouverts si tu le préfères.»

Continuer jusqu'à avoir développé une saynète convaincante, ou que l'enfant fasse montre d'un manque total d'implication.

Tu sais, tu peux faire un tas de choses intéressantes en y pensant de cette manière-là. C'est comme imaginer [faire semblant de] quelque chose tellement fort que cela semble presque réel. Cela t'a semblé réel jusqu'à quel niveau? Bien. Maintenant, essayons d'imaginer d'autres choses, d'accord ?

1. Lévitation inversée de la main

Tends ton bras droit [gauche], [3]droit devant toi, avec la paume vers le haut, s'il te plaît. *Aider l'enfant si nécessaire.* Imagine que tu es en train de porter quelque chose de très lourd dans ta main, comme un gros caillou lourd. Quelque chose de vraiment très lourd. Referme tes doigts autour du gros caillou lourd. Cela fait quelle sensation ?... C'est bien... Maintenant, pense à ton bras et à ta main, qui se sentent de plus en plus lourds, comme si le caillou les entraînait vers le bas... de plus en plus bas... et au fur et à mesure que le caillou devient lourd, de plus en plus lourd, le bras et la main se mettent à descendre... et descendre encore... de plus en plus lourd... et descendre... encore plus bas, de plus en plus bas... à descendre... et descendre... de plus en plus bas... de plus en plus lourd... *Attendre 10 secondes, noter l'étendue du mouvement.* C'est très bien. Maintenant, tu peux cesser d'imaginer qu'il y a un caillou dans ta main et laisser ta main se détendre... Elle n'est plus lourde...

Noter un score + si la main s'abaisse d'au moins 15 cm au bout de 10 secondes.

2. Rigidité du bras

Maintenant, s'il te plaît, tends bien ton bras gauche [droit] et étends bien tes doigts, eux aussi... C'est bien, ton bras étendu bien droit devant toi, les doigts bien étendus aussi... Pense à rendre ton bras bien rigide et bien droit, très, très rigide... Penses-y comme si tu étais un arbre, et ton bras est une grosse branche de cet arbre, bien droite et bien forte, comme la branche d'un arbre... tellement rigide que tu ne peux pas le plier... Essaye... *Attendre 10 secondes.* C'est bon... Maintenant ton bras n'est plus comme une branche d'arbre. Il n'est plus rigide... Laisse-le simplement se détendre à nouveau...

Noter un score + si le bras s'est fléchi de moins de 5 cm au bout de 10 secondes.

---

[3] N'importe lequel des deux bras peut être utilisé pour les items 1 et 2; si, par exemple, un bras est immobilisé, utiliser l'autre bras pour les deux items.

3 et 4. Hallucination visuelle et auditive (télévision)

Quelle est ton émission télé favorite ? *Pour le rare enfant qui ne regarderait pas la télé, substituer le film préféré et modifier les instructions en conséquence. Noter la réponse.* Tu peux regarder cette émission en ce moment même si tu en as envie, et je vais te dire comment. Je vais compter jusqu'à trois, et alors tu verras une télé devant toi, et tu pourras regarder *(nom de l'émission)...* Prêt ? Un... deux... trois... tu la vois ?

Si oui	*Si non*
Est-ce que l'image est nette?... C'est en noir et blanc ou c'est en couleurs ? Qu'est-ce qui se passe? Tu peux entendre l'émission ?... C'est assez fort? Qu'est-ce que tu entends ?... *Finalement:* Maintenant, c'est la fin de l'émission... la télé est en train de disparaître... Ça y est, elle a disparu... Très bien.	C'est normal... Parfois, cela prend un peu de temps pour attraper le coup, pour faire cela. *Si les yeux sont ouverts* Pourquoi ne fermerais-tu pas les yeux un instant pour essayer de la voir dans ta tête ?... Parfois, c'est plus facile d'imaginer des choses de ce genre avec les yeux fermés... *Continuer :* Attends juste un tout petit peu, et je pense que tu vas commencer à la voir bientôt. *Attendre 5 secondes.* Alors, qu'est-ce que tu vois maintenant? Qu'est-ce que tu entends ? *Si l'enfant voit ou entend quelque chose, le questionner comme montré dans la colonne de gauche.* *Si c'est toujours non* D'accord, c'est bon. Allez, oublie juste tout ce qui concerne la télé... on va faire autre chose...

Visualisation : noter un score + si l'enfant voit un programme avec suffisamment de détails pour que ce soit comparable avec le fait de le regarder réellement.

Audition : noter un score + si l'enfant rapporte entendre des mots, des effets sonores, de la musique, etc.

5. Rêve éveillé

Cela t'arrive de rêver, la nuit, pendant que tu dors ? *Si l'enfant est intrigué, expliquer qu'un rêve, c'est comme voir des choses se passer alors qu'on est en train de dormir.* J'aimerais maintenant que tu réfléchisses à comment tu te sens quand tu es tout juste prêt à aller te coucher le soir, et que tu imagines que tu es sur le point de faire un rêve... Laisse juste un rêve te venir à l'esprit... Un rêve exactement comme les rêves que tu fais quand tu es endormi... Si *les yeux sont ouverts : Peut-être* que tu aimerais fermer les yeux pendant que tu fais cela. *Continuer :* Quand je vais arrêter de parler, dans un instant, tu vas faire un rêve, un rêve très agréable, juste comme quand tu es endormi la nuit... Maintenant, un rêve te vient à l'esprit... *Attendre 20 secondes.*

Le rêve est fini, maintenant, et j'aimerais que tu m'en parles. *Noter mot pour mot, et sonder si nécessaire à la recherche de pensées ou d'images.* C'est bien. Tu peux oublier le rêve, maintenant... C'est tout pour ce rêve...

Noter un score + si l'enfant a une expérience comparable à un rêve, avec une certaine dose d'action.

6. Régression en âge

Maintenant, j'aimerais que tu repenses à un moment très spécial, quand tu étais plus jeune que tu ne l'es maintenant... Une fois où tu t'es vraiment beaucoup amusé... un voyage particulier, peut-être, ou une fête d'anniversaire. Tu peux penser à un moment de ce genre? C'était quoi? *Noter l'évènement cible.* Très bien... maintenant, j'aimerais que tu repenses à ce moment-là...pense que tu y es à nouveau... Dans un petit instant, tu vas te sentir exactement comme ce jour-là, quand *(citer l'évènement cible).* Je vais compter jusqu'à cinq, et quand je dirai cinq, tu seras à nouveau là-bas... un... deux... trois... quatre... cinq... tu es là-bas maintenant... Raconte-moi comment c'est... Où es-tu?... Qu'es-tu en train de faire ?... Quel âge as-tu ?... Que portes-tu comme vêtements ?... *Continuer de façon adéquate et noter les réponses.*

C'est bien... Maintenant, tu peux cesser de penser à ce jour-là et revenir directement à aujourd'hui, dans cette pièce, avec tout exactement comme c'était avant. Dis-moi comment c'était d'être revenu à *(évènement cible) ?* ... Est-ce que c'était comme d'y être, ou est-ce que tu y as juste pensé ? C'était réel jusqu'à quel point ? C'est très bien...

Noter un score + si l'enfant donne les réponses appropriées aux questions et rapporte avoir quelque peu expérimenté la sensation d'y être.

Retour

Et bien, tu t'es très bien débrouillé aujourd'hui. C'était quoi, la chose la plus amusante dans tout ce que je t'ai demandé de faire? Y a-t-il autre chose dont tu aimerais discuter ?... S'il n'y a rien d'autre, alors on a terminé.

Fiche de score

Nom _____ _____ Date _____   Score total

Âge _____ Hypnotiseur _____

RÉSUMÉ DES SCORES
(Détail pages suivantes)

Score (+ ou -)

1. Lévitation inversée de la main   (1)___
2. Rigidité du bras   (2)___
3. Télé-Visualisation   (3)___
4. Télé-Audition   (4)___
5. Rêve éveillé   (5)___
6. Régression en âge   (6)___

Score total   ____

Commentaires:

1. Lévitation inversée de la main   **Score**
Décrire le mouvement:

Noter un score + si le bras et la main s'abaissent au moins
de 15 cm au bout de 10 secondes.   (1)___

2. Rigidité du bras
Décrire le mouvement:

Noter un score + si le bras s'est fléchi de moins de 5 cm
au bout de 10 secondes   (2)___

3 et 4. Hallucination visuelle et auditive (télévision)
Programme préféré:

(3) Visualisation
Est-ce que tu la vois ?
Est-ce que l'image est nette ?
Est-ce en noir et blanc ou en couleurs ?
Qu'est-ce qui se passe ? (détail de l'action)

Noter un score + si l'enfant rapporte voir une image
comparable au fait de regarder réellement la télé.   (3)___

(4) Audition
Tu peux l'entendre ?
Est-ce que c'est assez fort ?
Sons rapportés (mots, effets sonores, musique, etc.) :

Noter un score + si l'enfant rapporte entendre certains sons
clairement.   (4)___

5. Rêve éveillé

Compte rendu mot pour mot du rêve :

Noter un score + si l'enfant a une expérience comparable
à un rêve, avec une certaine dose d'action. Ceci ne tient pas
compte des pensées vagues ou fugaces ni des sensations
sans imagerie associée.   (5)___

6. Régression en âge

Evènement cible :
Où es-tu ?

Qu'est-ce que tu es en train de faire ?

Quel âge as-tu ?
Qu'est-ce que tu portes comme vêtements ?
Comment c'était d'être revenu là-bas ?

Est-ce que c'était comme d'y être, ou bien est-ce que tu y as juste pensé ?

Autres :

Noter un score + si l'enfant donne les réponses appropriées
aux questions et rapporte avoir quelque peu expérimenté
la sensation d'y être.   (6)___

                                    Score total _____

Formulaire standard (de 6 à 16 ans)

Une discussion au sujet des idées préconçues que l'enfant et/ou les parents pourraient avoir au sujet de l'hypnose devrait avoir lieu avant l'administration de l'échelle d'évaluation. Assurez-vous que la signification du terme «se détendre» est comprise. Si nécessaire, expliquez-la en termes de «laisser aller», comme quand l'hypnotiseur tient le poignet de l'enfant puis le laisse doucement tomber, ou de «se sentir tout mou, comme une poupée de chiffon».

Induction

Je vais t'aider à découvrir des choses intéressantes en ce qui concerne l'imagination, aujourd'hui. La plupart des gens disent que c'est marrant [fascinant]. Je vais te demander de penser à différentes choses, et on va voir comment ton imagination fonctionne. Certaines personnes trouvent plus facile d'imaginer certaines choses plutôt que d'autres. Nous voulons découvrir ce qui est le plus intéressant pour toi. Ecoute-moi bien attentivement et voyons ce qui va se passer. Installe-toi confortablement sur ton siège [ton lit] et imaginons des choses, maintenant. Ferme les yeux, s'il te plaît, afin de pouvoir mieux t'imaginer ces choses... Maintenant, j'aimerais que tu t'imagines en train de flotter dans une piscine d'eau chaude... C'est comment?... Et maintenant, peux-tu t'imaginer en train de flotter sur un joli nuage doux dans les airs ?... C'est comment?...

C'est bien - ouvre juste les yeux... Maintenant, j'aimerais te montrer comment tu peux te sentir complètement détendu et à l'aise, parce que cela rend les choses plus faciles à imaginer, ça aussi... Je vais dessiner un petit visage sur l'ongle de mon pouce [4]... Voilà, ça *y* est... *L'hypnotiseur dessine un visage sur son propre pouce avec un feutre rouge.* Mettons-en un aussi sur ton pouce. Tu veux le faire ou je le fais ? *L'hypnotiseur ou l'enfant dessine le visage.* Ça c'est un joli visage ! Maintenant, tiens ta main devant toi comme cela, s'il te plaît - *aider l'enfant à placer sa main devant lui, l'ongle de son pouce lui faisant face et le coude ne reposant sur rien* - et regarde ce petit visage [ton ongle de pouce], essaie de ne penser qu'aux choses dont je parle et laisse ton corps se détendre complètement... Laisse ton corps tout entier se sentir souple et mou et détendu... Complètement détendu... Laisse juste tous les muscles de ton corps se détendre... Se détendre complètement... Détends-toi autant que tu l'étais quand tu imaginais que tu flottais dans l'eau de la piscine, ou sur un nuage... Sens ton corps devenir de plus en plus détendu... De plus en plus détendu... Tes paupières se détendent, elles aussi. Elles commencent à se sentir lourdes. Et pendant que tu continues à regarder ce petit visage [ton ongle de pouce], tes yeux se sentent de plus en plus lourds... Tes yeux commencent à cligner un peu, ce qui est très bon signe. Cela signifie que tu te détends vraiment bien. Continue juste à regarder le petit visage [ton ongle de pouce],

---

[4] Si le fait de dessiner un visage paraît idiot à l'enfant plus âgé, simplement suggérer qu'il regarde fixement son ongle du pouce. Remplacer «petit visage» par «ongle du pouce», comme indiqué.

tes yeux se sentent de plus en plus lourds... Tes yeux commencent à cligner un peu, ce qui est très bon signe. Cela veut dire que tu te détends vraiment bien. Continue juste à regarder le petit visage [ton ongle de pouce] et à écouter ma voix... Tes paupières se sentent déjà lourdes. Bientôt, elles se sentiront si lourdes qu'elles vont se mettre à se fermer d'elles-mêmes... Laisse-les se fermer dès qu'elles en auront envie. Et quand elles se fermeront, laisse-les rester fermées... Même dès maintenant, et ton corps tout entier se sent tellement bien, tellement à l'aise, complètement détendu...

Si l'enfant fait montre à un quelconque moment de signes évidents d'une incapacité à se détendre ou d'une réticence à fermer les yeux ou à les conserver fermés, passer au formulaire modifié.

Maintenant, je vais compter de un à dix, et tu vas sentir ton corps se détendre de plus en plus... Tu vas continuer à te détendre tandis que tu écoutes compter... un... de plus en plus détendu, une sensation tellement agréable... deux... trois... de plus en plus détendu au fur et à mesure du temps qui passe, se sentir si bien... quatre... cinq... six... et encore plus détendu... et tes yeux qui se sentent lourds, de plus en plus lourds... C'est tellement agréable de se laisser tout simplement aller et de se détendre complètement... sept... huit... neuf ... TRÈS détendu maintenant... dix...

Si l'enfant a toujours la main en l'air : Laisse simplement ta main se détendre complètement, elle aussi... Laisse juste tes yeux se fermer et garde-les fermés pendant que tu m'écoutes...

Si les yeux ne sont pas fermés : Maintenant, s'il te plaît, laisse tes yeux se fermer, et détends-toi complètement, tout simplement. Laisse juste tes yeux se fermer et garde-les fermés pendant que tu m'écoutes...

Pour tous les enfants : Et maintenant, tandis que nous continuons, cela va être très facile pour toi de m'écouter parce que tu es tellement détendu, tellement à l'aise. Si tu peux garder tes yeux fermés, tu peux plus facilement imaginer les choses, alors pourquoi ne pas les conserver fermés? Tu seras capable de rester détendu tout en me parlant quand je te le demande... Tu te sens tellement bien... Continue juste à écouter ce que je te raconte et à penser aux choses que je te suggère. Et puis laisse arriver quoi que ce soit que tu sentes qui se passe... Laisse juste les choses arriver d'elles-mêmes.

Si les yeux s'ouvrent à un moment quelconque, demander doucement à l'enfant de les fermer: Parce que c'est plus facile d'imaginer les choses ainsi.

1. Lévitation inversée de la main

Tiens ton bras droit [gauche] [1] bien droit devant toi, s'il te plaît, avec la paume de la main vers le haut. *Aider l'enfant si nécessaire.* Imagine que tu es en train de porter quelque chose de très lourd, comme un gros caillou lourd. Quelque chose de vraiment très lourd. Referme tes doigts autour du gros caillou lourd dans ta main. Cela fait quelle sensation ?... C'est bien... Maintenant, pense à ton bras et à ta main, qui se sentent de plus en plus lourds, comme si le caillou les entraînait vers le bas... de plus en plus bas... et au fur et à mesure que le caillou devient lourd, de plus en plus lourd, le bras et la main se mettent à descendre... et descendre encore... de plus en plus lourd... et descendre... encore plus bas, de plus en plus bas... à descendre... et descendre... de plus en plus bas... de plus en plus lourd... *Attendre 10 secondes, noter l'étendue du mouvement.* C'est très bien. Maintenant, tu peux cesser d'imaginer qu'il y a un caillou dans ta main et laisser ta main se détendre... Elle n'est plus lourde...

Noter un score + si la main s'abaisse d'au moins 15 cm au bout de 10 secondes.

2. Rigidité du bras

Maintenant, s'il te plaît, tends bien ton bras gauche [droit][5] et étends bien tes doigts, eux aussi... C'est bien, ton bras étendu bien droit devant toi, les doigts bien étendus aussi... Pense à rendre ton bras bien rigide et bien droit, très, très rigide... Penses-y comme si tu étais un arbre, et ton bras est une grosse branche d'arbre... tellement rigide que tu ne peux pas le plier... C'est cela... Maintenant, voyons comment ton bras est rigide... Essaye de le plier... Essaye... Essaye... *Attendre 10 secondes.* C'est bon... Maintenant ton bras n'est plus comme une branche d'arbre. Il n'est plus rigide... Laisse-le simplement se détendre à nouveau...

Noter un score + si le bras s'est fléchi de moins de 5 cm au bout de 10 secondes.

3 et 4. Hallucination visuelle et auditive (télévision)

C'est plus facile d'imaginer ce que je vais te demander si tu gardes les yeux fermés.

Quelle est ton émission télé favorite ? *Pour le rare enfant qui ne regarderait pas la télé, substituer le film préféré et modifier les instructions en conséquence. Noter la réponse.*

Tu peux regarder cette émission en ce moment même si tu en as envie, et je vais te dire comment. Je vais compter jusqu'à trois, et alors tu verras une télé devant toi, et tu pourras regarder *(nom de l'émission)*... Prêt? Un... deux... trois... tu la vois ?

Si oui	*Si non*
Est-ce que l'image est nette?... C'est en noir et blanc ou c'est en couleurs ? Qu'est-ce qui se passe? Tu peux entendre l'émission ?... C'est assez fort? Qu'est-ce que tu entends ?... *Finalement:* Maintenant, c'est la fin de l'émission... la télé est en train de disparaître... Ça y est, elle a disparu... Très bien.	C'est normal... Parfois, cela prend un peu de temps pour attraper le coup, pour faire cela…Attends juste un tout petit peu, et je pense que tu vas commencer à la voir bientôt. *Attendre 5 secondes.* Bien, qu'est-ce que tu vois, maintenant ? Qu'est-ce que tu entends ? *Si l'enfant voit ou entend*

---

[5] N'importe lequel des deux bras peut être utilisé pour les items 1 et 2; si, par exemple, un bras est immobilisé, utiliser l'autre bras pour les deux items.

<table>
<tr><td></td><td>quelque chose, le questionner comme montré dans la colonne de gauche.
Si les yeux sont ouverts
D'accord, c'est bon. Allez, oublie juste tout ce qui concerne la télé...on va faire autre chose...
Détends-toi simplement et continue d'écouter ma voix...</td></tr>
</table>

Visualisation : noter un score + si l'enfant voit un programme avec suffisamment de détails pour que ce soit comparable avec le fait de le regarder réellement.

Audition : noter un score + si l'enfant rapporte entendre des mots, des effets sonores, de la musique, etc.

5. Rêve éveillé

Cela t'arrive de rêver, la nuit, pendant que tu dors ? *Si l'enfant est intrigué, expliquer qu'un rêve, c'est comme voir des choses se passer alors qu'on est en train de dormir.* J'aimerais maintenant que tu réfléchisses à comment tu te sens quand tu es tout juste prêt à aller te coucher le soir, et que tu imagines que tu es sur le point de faire un rêve... Laisse juste un rêve te venir à l'esprit... Un rêve exactement comme les rêves que tu fais quand tu es endormi... Quand je vais arrêter de parler, dans un instant, tu vas faire un rêve, un rêve très agréable, juste comme quand tu es endormi la nuit... Maintenant, un rêve te vient à l'esprit... *Attendre 20 secondes.*

Le rêve est fini, maintenant, et j'aimerais que tu m'en parles. *Noter mot pour mot, et sonder si nécessaire à la recherche de pensées ou d'images.* C'est bien. Tu peux oublier le rêve, maintenant, et simplement te détendre... Détends-toi complètement et laisse ton corps tout entier se sentir agréablement bien...

Noter un score + si l'enfant a une expérience comparable à un rêve, avec une certaine dose d'action.

6. Régression en âge

Maintenant, j'aimerais que tu repenses à un moment très spécial, quand tu étais plus jeune que tu ne l'es maintenant... Un évènement qui s'est passé l'an dernier, ou peut-être alors que tu étais encore plus jeune que cela. Un voyage particulier, peut-être, ou une fête d'anniversaire. Tu peux penser à un moment de ce genre? C'était quoi? *Noter l'événement cible.* Très bien... maintenant, j'aimerais que tu repenses à ce moment-là...pense que tu es plus jeune et plus petit... Dans un petit instant, tu vas te sentir exactement comme ce jour-là, quand *(citer l'évènement cible).* Je vais compter jusqu'à cinq, et quand je dirai cinq, tu seras à nouveau là-bas... un... deux... trois... quatre... cinq... Tu es là-bas maintenant... Raconte-moi comment c'est... Où es-tu?... Qu'es-tu en train de faire ?... Quel âge as-tu?... Regarde-toi et dis-moi ce que tu portes comme vêtements... *Continuer de façon adéquate et noter les réponses.*

C'est bien... Maintenant, tu peux cesser de penser à ce jour-là et revenir directement à aujourd'hui, dans cette pièce, avec tout exactement comme c'était avant. Dis-moi comment c'était d'être revenu *à (évènement cible) ?* ... Est-ce que c'était comme d'y être, ou est-ce que tu y as juste pensé? C'était réel jusqu'à quel point? T'es-tu senti plus petit ?... C'est très bien... Tu peux te détendre à nouveau complètement, maintenant...

Noter un score + si l'enfant donne les réponses appropriées aux questions et rapporte avoir quelque peu expérimenté la sensation d'y être.

7. Réponse à une suggestion post-hypnotique

C'est cela... bien détendu... tu te sens tellement bien, tellement à l'aise... tellement détendu... Dans un instant, je vais te demander de prendre une bonne inspiration et d'ouvrir les yeux et de te sentir pleinement éveillé, afin que nous puissions discuter des choses que nous avons faites aujourd'hui... Quoi qu'il en soit, pendant que nous causerons, je vais battre deux fois des mains, comme cela - *en faire la démonstration.* Quand tu m'entendras battre des mains ainsi, tu vas immédiatement fermer les yeux et retrouver directement l'état dans lequel tu es maintenant... complètement détendu... Tu vas être surpris de constater comme cela est facile de laisser tes yeux se fermer et de laisser ton corps tout entier se détendre à nouveau complètement, quand tu entendras le battement de mains... détendu et à l'aise, exactement comme en ce moment... Fort bien, alors... maintenant prends une bonne inspiration et ouvre les yeux... C'est très bien... Peut-être que tu aimerais t'étirer un peu afin de te sentir bien éveillé... Tu t'es très bien débrouillé pour imaginer toutes ces choses... Laquelle des choses que je t'ai demandé de faire était la plus marrante pour toi? *Après environ 20 secondes, battre des mains. Noter la réponse.*

Noter un score + si l'enfant ferme les yeux et montre des signes caractéristiques de relaxation.

Est-ce que tu te sens détendu? Te sens-tu aussi détendu que tu l'étais auparavant, avant que je ne te demande d'ouvrir les yeux?... C'est bien. Maintenant, je vais compter de cinq à un, et quand je dirai un, tu ouvriras les yeux et tu te sentiras à nouveau pleinement éveillé, et tu sauras que notre jeu d'imagination ensemble, c'est fini pour aujourd'hui. Ok, alors... cinq... quatre... trois... deux... un... très bien. Comment te sens-tu, maintenant? Parlons un peu des autres choses que nous avons faites aujourd'hui. *Rappeler à l'enfant les items spécifiques afin qu'il se rappelle toutes les suggestions.* Maintenant, je vais battre des mains à nouveau, et cette fois-ci, cela ne te rendra ni détendu ni assoupi. *Battre des mains, noter la réponse, et s'assurer que l'enfant est pleinement conscient.*

Retour

Et bien, tu t'es très bien débrouillé aujourd'hui. C'était quoi, la chose la plus amusante dans tout ce que je t'ai demandé de faire? Y a-t-il autre chose dont tu aimerais discuter ?... S'il n'y a rien d'autre, alors on a terminé.

Fiche de score

Nom _____ _____ Date _____   Score total

Âge _____ Hypnotiseur _____

RÉSUMÉ DES SCORES
(Détail pages suivantes)

Score (+ ou -)

1. Lévitation inversée de la main   (1)___

2. Rigidité du bras   (2)___
3. Télé-Visualisation   (3)___
4. Télé-Audition   (4)___
5. Rêve éveillé   (5)___
6. Régression en âge   (6)___
7. Réponse à une suggestion post-hypnotique   (7)___

    Score total   ____

Commentaires:

1. Lévitation inversée de la main   **Score**
Décrire le mouvement:

Noter un score + si le bras et la main s'abaissent au moins
de 15 cm au bout de 10 secondes.   (1)___

2. Rigidité du bras
Décrire le mouvement:

Noter un score + si le bras s'est fléchi de moins de 5 cm
au bout de 10 secondes   (2)___

3 et 4. Hallucination visuelle et auditive (télévision)
  Programme préféré:

  (3) Visualisation
   Est-ce que tu la vois ?
   Est-ce que l'image est nette ?
   Est-ce en noir et blanc ou en couleurs ?
   Qu'est-ce qui se passe ? (détail de l'action)

Noter un score + si l'enfant rapporte voir une image
comparable au fait de regarder réellement la télé.   (3)___

  (4) Audition
   Tu peux l'entendre ?
   Est-ce que c'est assez fort ?
   Sons rapportés (mots, effets sonores, musique, etc.) :

Noter un score + si l'enfant rapporte entendre certains sons
clairement.   (4)___

5. Rêve éveillé

  Compte rendu mot pour mot du rêve :

Noter un score + si l'enfant a une expérience comparable
à un rêve, avec une certaine dose d'action. Ceci ne tient pas
compte des pensées vagues ou fugaces ni des sensations
sans imagerie associée.   (5)___

6. Régression en âge
Evènement cible :

Où es-tu ?

Qu'est-ce que tu es en train de faire ?

Quel âge as-tu ?
Qu'est-ce que tu portes comme vêtements ?
Regarde-toi et dis-moi ce que tu portes.
Comment c'était d'être revenu là-bas ?

Est-ce que c'était comme d'y être, ou bien est-ce que tu y as juste pensé ?

T'es-tu senti(e) plus petit(e) ?
Autres :

Noter un score + si l'enfant donne les réponses appropriées
aux questions et rapporte avoir quelque peu expérimenté
la sensation d'y être.   (6)___

7. Réponse à une suggestion post-hypnotique

Réponse au battement des mains :
L'enfant a-t-il fermé les yeux ?
Semblé se détendre ?
Te sens-tu détendu ?
Aussi détendu qu'avant ?
Discussion sur les items spécifiques :

Réponse au battement de mains après suppression de la suggestion :

Noter un score + si l'enfant a fermé les yeux et s'est détendu au battement de mains initial. (7)__

Score total _____

Annexe II :

Questionnaire d'imagerie/d'inconfort du Service de pédiatrie générale du Rainbow Babies and Children's Hospital.

Informations générales

1. Nom/prénom de l'enfant_____

   Prénom ou surnom préféré_____

   Toute prononciation spéciale_____

2. Nom/prénom de la mère_____

   Adresse_____

   _____

3. Nom/prénom du père_____

   Adresse_____

   _____

4. Age de l'enfant_____ Date de Naissance_____

5. Prénoms et âges des frères et sœurs :

   Frères_____Sœurs_____

6. Médecin référent de l'enfant (médecin de famille ou pédiatre) :

   Nom du médecin_____

   Adresse_____

   _____

   N° de téléphone_____

7. Autre médecin de l'enfant :

   Nom du médecin_____

   Adresse_____

   _____

   N° de téléphone_____

L'enfant ou l'adolescent doit répondre lui-même aux questions suivantes :

8. Qu'est-ce qui te fait rire le plus ?

❑Les Blagues   ❑Jouer à faire l'andouille   ❑Les histoires drôles

❑Les bandes dessinées/les dessins animés   ❑Autre :

9. Quel est ton endroit favori, hormis la maison (cocher une seule réponse) ?

❑Le parc   ❑La forêt/les bois   ❑Les rues en ville

❑La plage   ❑L'océan   ❑L'aire de jeux

❑La montagne   ❑Le bord d'un lac   ❑La maison d'un ami

❑Le désert   ❑Une rivière   ❑Le zoo

❑Une cabane   ❑L'école

❑Autre_____

10.Quelle activité préfères-tu ? Entoure l'activité la plus sympa et coches-en
    quatre en plus :

❑Lire   ❑Danser   ❑Les jeux de société

❑Regarder la télé   ❑L'école   ❑Faire de la luge

❑Ecouter de la   ❑La gymnastique   ❑Le football

  musique   ❑La course   ❑Le ski de fond

❑Jouer (avec des jeux) ❑Le rugby   ❑Les puzzles

  ou à la poupée   ❑Marcher/la randonnée ❑La natation

❑Les jeux ou program-   ❑Les échecs/lesdames   ❑Le basket ball

  mes à l'ordinateur   ❑Le handball   ❑Le hockey

❑Jouer avec des   ❑Faire du canoë   ❑Rêvasser

  animaux   ❑Aller à la pêche   ❑Les camps scouts

❑Jouer d'un instrument ❑Faire de la voile   ❑Etudier

  de musique   (bateau)   ❑Aller au zoo

❑Le ski nautique   ❑Aller à la chasse   ❑Le ski alpin

❑Le jardinage   ❑Jouer avec des amis

❑Autre (décrire)_____

11. Qu'est-ce que tu fais le mieux ? (En quoi es-tu le meilleur ? Cocher une seule
    case)

❑Les devoirs à la maison   ❑Aller camper   ❑La danse

❑La musique   ❑Le sport

❑Les arts plastiques   ❑L'écriture/la rédaction   ❑La lecture

❑Autre (décrire)_____

Ta douleur / ton inconfort

12. Choisis et décris ce qui te perturbe le plus en ce moment. Ne choisis si
    possible qu'une réponse :

❑La douleur   ❑L'anxiété   ❑La fatigue

❑La perte d'appétit   ❑La nausée / les vomissements

❑Autre (décrire)_____

13. Si possible, colorie les zones particulières où tu subis cette perturbation :

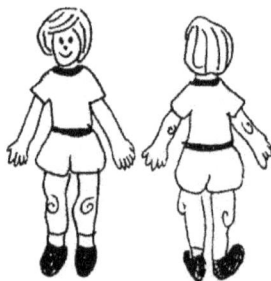

14. Est-ce que tu subis d'autres perturbations en même temps ?

    ❑Oui   ❑Non

Si oui, indique, s'il te plait :

❑Mal au ventre   ❑Diarrhée   ❑Somnolence/

❑Nausée   ❑Vomissements engourdissements

❏Peur   ❏Transpiration   ❏Vertiges

❏Perte d'appétit   ❏Eternuements   ❏Maux de tête

❏Fatigué/perte d'énergie ❏Tristesse   ❏Nez qui coule

❏Douleur (décrire)_____

❏Autre (décrire)_____

15. Dis-moi ce que tu fais ou comment tu te comportes quand tu es…

    Apeuré/angoissé_____

    Heureux/joyeux_____

    Frustré_____

16. Je ressens mon problème comme…(Cocher tout ce qui correspond)

❏Aigu   ❏Sensible   ❏Beurk !

❏Un coup/ça cogne   ❏Ca me rend malade   ❏Intense

❏Des coups de pique   ❏Ca démange   ❏Epuisant

❏Douloureux   ❏Lancinant   ❏Palpitant

❏Des élancements   ❏Une douleur sourde   ❏Ca serre

❏Incontrôlable   ❏Je me sens misérable   ❏Désespérant

❏Des picotements   ❏Angoissant   ❏Chaud/brûlant

❏Ca me tord   ❏Etouffant/suffocant

17. La couleur de mon mal-être est habituellement…

❏Bleu   ❏Orange   ❏Blanc

❏Violet   ❏Jaune   ❏Noir

❏Vert   ❏Rouge   ❏Autre

18. La forme de mon mal-être est généralement…

❑En cercle   ❑En carré   ❑En triangle

❑En rectangle   ❑Une grosse tache   ❑Irrégulière

❑Autre_____

19. Je me sens mal…

❑Constamment   ❑De temps en temps   ❑Une fois/jour

❑1 à 3 fois par semaine   ❑4 à 5 fois par semaine   ❑Plusieurs fois/j

20. Mon inconfort…

❑Me reveille au milieu de la nuit

❑Me rend dingue

❑M'empêche de m'endormir

❑Autre (décrire)_____

21. Mon mal-être et mon inconfort m'empêchent de…(Cocher les trois principaux)

❑Aller à l'école   ❑Avoir plus d'énergie

❑Faire mes devoirs à la maison   ❑Manger

❑Me concentrer à l'école   ❑Regarder la télé

❑Aller jouer dehors   ❑Jouer avec mon équipe

❑Jouer avec mes animaux   ❑Jouer au handball

❑Lire   ❑Jouer au basket

❑Jouer avec mes amis   ❑Jouer au foot

❑Participer en sport   ❑Jouer au rugby

❑Faire du vélo   ❑Jouer au hockey

❑Aller dormir chez des amis   ❑Jouer au volley

❏Jouer de la musique

❏Me concentrer mieux

❏Regarder la télé ou aller

au cinéma

❏Autre (décrire)_____

❏Jouer au tennis

❏Faire de l'athlétisme

❏Faire de la gymnastique

22. Quelle est ta couleur favorite ? (Cocher une seule case)

❏Bleu	❏Orange	❏Rouge
❏Violet	❏Jaune	❏Vert
❏Rose	❏Marron	❏Autre_____

23. Quel genre de musique préfères-tu ?

❏Rock	❏Country	❏Classique
❏Variété	❏Folk	❏New age
❏Rap	❏Autre (décrire)_____	

24. Tu aimes jouer à faire semblant de voir des choses ?

❏Oui   ❏Non

25. Tu peux imaginer une odeur ?

❏Oui   ❏Non

26. Tu peux imaginer une chanson ?

❏Oui   ❏Non

Si oui, laquelle ?_____

27. Tu peux imaginer un goût ?

❏Oui   ❏Non

Si oui, lequel ?

28. Tu peux imaginer la sensation d'être dans une baignoire ou dans une piscine ?

❑Oui ❑Non

29. Tu peux imaginer la sensation de caresser un chat ou un chien ?

❑Oui ❑Non

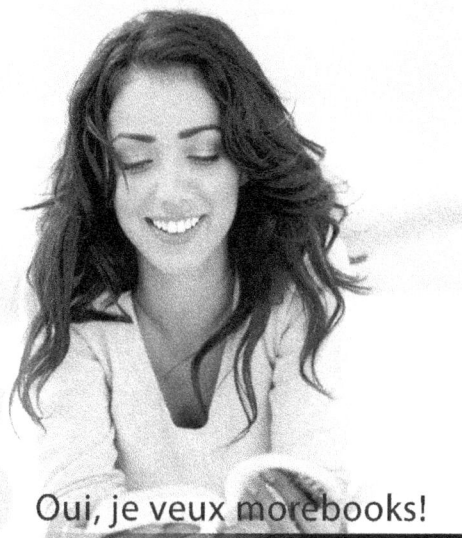

www.ingramcontent.com/pod-product-compliance
Lightning Source LLC
Chambersburg PA
CBHW021113210326
41598CB00017B/1431